# L'ART D'ALIMENTER

LES

# MALADES ET LES CONVALESCENTS

## *DU MÊME AUTEUR*

---

**L'art d'administrer les médicaments aux enfants** (1892, 1 vol.).

**Chimisme stomacal et eau distillée chez l'homme** (*Progrès médical*, mars 1894).

**De l'exploration chimique de l'estomac** (Paris, chez Maloine, 1885).

**Recherches au Laboratoire du professeur Hayem** (*Bulletin médical*, 18 février 1894).

**Des viandes dans les affections digestives** (*Bull. policlin.*, mars 1897).

**Des légumes en diététique** (*Ibid.*, juin 1897.

**La ration alimentaire** (*Act. méd.*, novembre 1896).

**Généralités sur l'hygiène alimentaire à l'état normal** (*Bull. policlin.*, octobre 1896).

**Du régime alimentaire dans les affections digestives** (*Ibid.*, décembre 1896).

**Diététique de Boas** (*Progr. méd.*, septembre 1896).

**Des poissons en thérapeutique alimentaire** (*Bull. policlin.*, juillet 1897).

**Des boissons dans les maladies des voies digestives** (*Rev. méd.*, décembre 1897).

**Des légumes en diététique** (*Le petit méd. des fam.*, décembre 1897).

**Du lait dans les affections du tube digestif** (*Bull. policlin.*, septembre 1897).

**Valeur nutritive des végétaux d'après Hildebrandt** (*Progr. méd.*, février 1899).

**Alimentation diététique, les albumoses artificielles** (*Progr. méd.*,8 septembre 1900).

**L'application diététique dans le traitement des maladies des voies digestives** (Paris, chez G. Steinheil, 1901, 1 vol. in-8 raisin, 500 p.).

**Conférences sur l'art d'alimenter les malades et sur la cuisine diététique** (faites aux infirmières, à l'hospice de la Salpêtrière, en décembre 1904 et janvier 1905).

# L'ART
# D'ALIMENTER

## Les Malades & les Convalescents

PAR

Le Dr Paul CORNET

PROFESSEUR AUX ÉCOLES MUNICIPALES D'INFIRMIÈRES
DES HÔPITAUX DE PARIS

---

**Avec 138 formules alimentaires**

---

PARIS
G. STEINHEIL, ÉDITEUR
2, RUE CASIMIR-DELAVIGNE, 2

1905

# L'ART D'ALIMENTER LES MALADES ET LES CONVALESCENTS

## INTRODUCTION

Ce petit livre est né de l'intérêt que nous continuons à porter à tout ce qui a trait à la pratique de l'alimentation des malades. Voici de longues années que nos études et nos investigations se portent dans ce sens, et nous pouvons croire sans fausse modestie, que nous savons à peu près tout ce qui s'est fait jusqu'ici à l'étranger et spécialement en Allemagne dans une direction pratique. Citons les petits ouvrages de Hermann Schlesinger, Ewald, Disqué, Wagner, Dornbluth, Albrand, Hannemann et Kasack, Vegele, Wiel, etc., sur la *cuisine diététique*.

En France, l'esprit exagérément latiniste répugne encore à descendre jusqu'aux détails : *de minimis non curat Pretor*. C'est une erreur et une absurdité, quand il s'agit d'instruire des infirmières ou des gardes-malades.

Il ne s'agit pas, en diététique, de cuisine empirique, mais de cuisine raisonnée ; l'auxiliaire du médecin dans l'art d'alimenter les malades ne doit pas être comme un instrument automatique et aveugle, mais bien une aide intelligente et capable d'initiative parce qu'elle *sait*.

Et qui donc peut mieux instruire en cuisine diététique si ce n'est le médecin ?

Ne s'agit-il pas là d'une branche, et non la moins intéressante, de l'art de guérir ? C'est pourquoi nous croyons faire œuvre utile et médicale en nous occupant de cuisine diététique, dans le but spécial de mettre nos infirmières et gardes-malades et en général toute personne qui aime à s'instruire, à la hauteur de la tâche parfois difficile d'alimenter ceux qui souffrent. Puissions-nous réussir !

*Paris, le 15 juin 1905.*

Dr Paul Cornet.

# CHAPITRE PREMIER

## GÉNÉRALITÉS SUR LES ALIMENTS. LA DIÉTÉTIQUE

A l'état de bonne santé, l'être humain a besoin d'aliments, soit pour son développement (croissance, adolescence) et pour réparer en même temps l'usure incessante que subit l'organisme du fait même de l'existence, soit seulement pour cette réparation (âge adulte, vieillesse).

Les organes digestifs, supposés intègres dans leur structure et dans leur fonctionnement, transforment les aliments ingérés, pour les rendre aptes à servir à la nutrition.

L'homme bien portant ne souffre pas du travail de la digestion ; il ne s'en aperçoit même pas, il peut même se risquer trop souvent à commettre des imprudences (écarts de régimes, excès d'aliments et de boissons, mauvaise qualité et mauvaise préparation des aliments, insuffisance de mastication, irrégularité des repas, etc.) sans toujours en ressentir, autant qu'il apparaît, des préjudices immédiats.

A l'état de maladie, il en est bien autrement. Le même besoin d'alimentation subsiste, bien qu'il n'y ait pas si souvent lieu de craindre, suivant une tendance trop commune, qu'un malade soit insuffisamment nourri.

Les malades (à l'exception des grands malades qui ne doivent pas rester longtemps à jeun) supportent au contraire souvent la faim et encore mieux la soif. C'est grâce à cette endurance qu'on peut être « nourri » plus ou moins longtemps par des *lavements* dits « *alimentaires* » ou « *nutritifs* ».

**Effets nocifs des aliments.** — Par contre, les difficultés d'alimenter peuvent être grandes et multiples.

Elles peuvent venir :

1° Du malade. — Impossibilité absolue ou relative de supporter tout aliment et toute boisson : douleur, vomissement, obstacle matériel, manque d'appétit, dégoût, appréhension des aliments, refus systématique d'aliments (fous, hystériques, certains névropathes), grande faiblesse, mauvaise humeur, etc.

2° De l'aliment. — Lequel peut nuire :

a) *Par lui-même* : quelles que soient sa nature, sa consistance et sa préparation. Il peut produire divers effets : vomissements, douleur, diarrhée, etc.

b) *Par sa composition* : déterminée par l'analyse

chimique. C'est ainsi que le *sel de cuisine* ou sel marin (ou *chlorure de sodium*) dont le rôle est si important dans l'alimentation, doit être éliminé complètement du régime de certains malades (Méthode de déchloruration due à M. F. Widal, médecin des hôpitaux et à d'autres). C'est ainsi que l'*oseille* peut nuire par les *oxalates* qu'elle renferme ; les *asperges* par l'*asparagine* ; le *vin* par l'*alcool* et les *acides*; les *aliments sucrés* par le *sucre* (dans la maladie du diabète) ; le *jus de citron*, les *épices*, etc.

c) *Par sa préparation* : c'est ainsi que les *fritures* (poissons, pomme de terre frites) peuvent nuire par la matière grasse (beurre, huile, graisse) dont ce mode de cuisson imprègne l'aliment ; que les *salades* peuvent tenir leur nocivité éventuelle de l'huile, du vinaigre, des épices (cerfeuil, poivre, ail, cèleri) qu'elles renferment ; que les *sauces grasses* peuvent nuire par la graisse ou la farine ; les *sauces piquantes* par le vinaigre ou les cornichons, etc.

d) *Par sa consistance* : c'est ainsi que les *pommes crues* et surtout les *poires crues* (en raison de leur structure spéciale riche en « cellules pierreuses ») ; que les *œufs durs*, les *fruits confits*, les *viandes fumées*, le *homard*, etc., peuvent nuire pour les mêmes raisons de consistance ou densité de tissu.

e) *Par sa température* : les aliments ou les *liquides*

*trop chauds* ou *trop froids* peuvent produire les mêmes phénomènes inflammatoires et provoquer de nouvelles maladies ou simplement réveiller les mêmes symptômes.

**Effets curatifs des aliments.** — Ainsi l'alimentation des malades est pleine d'écueils. Mais elle n'a que des effets susceptibles d'être nuisibles. L'action nutritive des aliments peut en outre ou par elle-même être curative, c'est-à-dire viser directement l'état morbide. Bien des maladies cèdent plutôt au régime qu'aux médicaments : diarrhée, fièvre typhoïde, gastro-entérite, gastrite, diabète, obésité, etc.

Il est à peine besoin de souligner l'influence psychique, la réjouissance que peut offrir l'alimentation, et ici se présente à nouveau dans l'esprit, l'utilité du confortable, voire même du luxe dans la présentation des aliments (vaisselle de choix, milieu fleuri).

Les aliments peuvent agir en outre comme des médicaments, et là où ceux-ci restent inefficaces. Ainsi l'*appétit* peut être excité par le *sel* et les *mets salés* (sardines, caviars, harengs, crème de harengs, radis, etc.), ou *acides* (vinaigre, jus de citron), ou *divers* (huîtres, etc.). La *digestion*, l'éructation des gaz peuvent être facilitées par des aliments appropriés : biscuits à l'anis ou au cumin, épices, boissons alcooliques ou bicarbonatées (vin, champagne, eaux minérales gazeuses).

Certains fruits provoquent les *mouvements de l'intestin* : soupes et purées de pommes de terre, soupes de rhubarbe, aux pruneaux, aux tomates, aux carottes, à l'oseille ; graines de lentilles ; miel ; aliments gras ; fruits crus ou en compote. D'autres mets et boissons constipent : farineux, riz, gruau, blancs d'œufs, chocolat, café de glands, fonds d'artichauts ; certains vins rouges. Les boissons chaudes *réchauffent* (café, thé, bouillons, soupes, etc.) et les froides *rafraîchissent*. Les unes *stimulant* (café, thé, chocolat), les autres *calmant* (lait, bière).

**Diète. — Diététique.** — L'art d'alimenter les malades s'appelle la « diététique » ; et ce mot vient lui-même de *diète* que nous tenons d'Hippocrate (surnommé le Père de la Médecine ; lequel médecin grec qui vivait environ 400 ans avant Jésus-Christ).

Diète est souvent synonyme de *régime*, pris dans le sens de régime général ; ainsi on dit : *diète lactée*, *diète carnée*, *diète végétarienne*, comme on dit régime lacté, régime carné, régime végétarien ou par les légumes. On dit encore *diète hydrique* ou alimentation par l'eau seule.

Le mot régime s'applique seul à une alimentation plus déterminée, plus adaptée à une maladie, à un malade, à une profession. Ainsi on dit : *régime des diabétiques*, *régime d'un dyspeptique*, *régime du cycliste*, etc.

## CHAPITRE II

### CHOIX ET PRÉPARATION DES ALIMENTS DESTINÉS AUX MALADES

**Le choix.** — Il faut choisir les aliments de plus parfaite fraîcheur et qualité, surtout quand il s'agit d'aliments aussi altérables que les poissons, lesquels se désagrègent très vite, et peuvent par une altération plus ou moins masquée par l'habileté des commerçants, produire de graves désordres dans l'organisme. Il faut s'enquérir de leur *provenance* (surtout s'il s'agit d'*huîtres*).

Ces mollusques, en effet, entrent pour une bonne part dans l'alimentation des convalescents. On a beaucoup exagéré leurs méfaits en leur attribuant de trop nombreux cas non démontrés de *fièvre typhoïde*. Il n'en n'est pas moins vrai que les parcs d'étalage et les parcs d'expédition des huîtres sont à surveiller, ainsi que les dépôts flottants et les marchands ou intermédiaires, dont les uns ont la malhonnête et dangereuse coutume de tromper sur l'état de fraîcheur des huîtres en les baignant dans des eaux susceptibles d'être contaminées.

Le choix des aliments doit être d'autant plus minutieux que les malades ont moins de résistance contre les dommages que peuvent causer des aliments infectés. La saveur des mets a son importance, et un aliment de mauvaise qualité peut produire chez un malade un dégoût invincible.

**Cuisson et préparation.** — Sauf les exceptions telles que la *viande crue* et nombre de *fruits mûrs*, la cuisson des aliments est nécessaire, surtout pour les malades parce que :

1° La cuisson *dissocie* et *ramollit* les matières premières et facilite ainsi l'action des sucs digestifs (salive, suc gastrique, sucs intestinaux, bile, etc.).

2° La cuisson *stérilise* les aliments par la destruction complète de la plupart des germes, du moins si l'on procède à la cuisson par coction, c'est-à-dire par ébullition à 100° et un peu plus, ainsi que cela s'effectue pour les *viandes bouillies* (pot-au-feu, ragoûts), les *poissons bouillis* et presque tous les légumes.

3° La coction *transforme* certains éléments indigestes contenus dans les aliments en nature (farine ou *fécule* contenue dans la plupart des légumes, et surtout dans les *féculents*) en principes plus digestes et assimilables (principes sucrés, sucre), c'est-à-dire devenus aptes à servir directement à la nutrition.

4° La cuisson par coction permet d'*éliminer*, par un premier bouillon, *certains principes* âcres ou indigestes contenus dans certains légumes (asperges, endives, etc.).

Cette manière de faire convient à l'alimentation des malades, mais il faut condamner en général l'habitude de faire « blanchir » les légumes. On les dépouille ainsi de leurs sels minéraux (chlorures, phosphates, etc.) au détriment et de leur nutritivité et de leur saveur. La plupart des légumes doivent être cuits à l'étuvée, dans leur jus, sans coction préalable avec une eau qu'on rejette habituellement sans raisons suffisantes.

5° La cuisson et l'apprêt culinaire développent, grâce à un assaisonnement approprié et raisonné, les qualités nouvelles qui les rendent plus agréables aux malades, plus « appétissants », plus stimulants de la fonction digestive.

Ainsi la coction est en général le procédé de choix. Le rôtissage permet d'obtenir tous les états intermédiaires, entre la cuisson complète et l'état cru. On fait rôtir de différentes façons : soit à feu nu, sans intermédiaire d'eau ou d'un corps gras (graisse, beurre, huile) et nous avons comme exemples le rôtissage sur *gril* ou *à la broche* ; soit *sous la cendre* (pommes de terre, patates, bananes) ; soit à l'air chaud ou *au four* (pommes cuites, rôtis de viande, cuisson du pain, biscuits) ; soit *à la vapeur d'eau en vase clos* (viandes braisées, poulet à l'étuvée, en cocotte).

**Ustensiles de cuisine.** — Les vases qui servent à la préparation des aliments (marmites, casseroles, etc.) sont en *métal*, le mieux en *cuivre* ou en *nickel pur* ; ils peuvent être en *fer émaillé*, mais à condition que l'émail soit pur (exempt de plomb) et jamais ébréché ; sinon les mets prennent un goût métallique nuisible ou désagréable. Certains vases ne conviennent pas, par exemple la marmite en terre ou en fonte, néanmoins employée si souvent pour la cuisson du pot-au-feu ; c'est qu'une marmite en fonte ou en terre est poreuse, s'imprègne de plus en plus de graisse et devient par l'usage de plus en plus difficile à nettoyer ; à l'état neuf ces mêmes vases donnent au bouillon un « goût de neuf » désagréable.

Il est indispensable de disposer d'une *balance de cuisine* pour peser les matières premières, ainsi que des tamis variés en crin, fil de fer, étoffe (étamine). Le tamis dit « universel » dont le fond est démontable permet de varier la finesse des mailles.

Nous passons sous silence tous les autres ustensiles dont on doit disposer dans toute cuisine pourvue au complet.

**Contenance de certains ustensiles.** — Il est bon d'agir avec précision et de bien savoir tout ce que l'on fait. Dans la pratique, on peut suppléer à la balance et gagner ainsi du temps, si l'on sait d'avance, c'est-à-dire une fois pour toutes, la capacité des ustensiles le plus souvent employés.

C'est ainsi que :

La cuillerée à café contient :
0 gr. 05 c. de liquide (lait, bouillon, etc.).
5 gr. 00 c. de farine.
5 gr. 00 c. de sucre en poudre.

La cuillerée à soupe :
0 gr. 15 c. de liquide (eau, lait, bouillon).
10 gr. 00 c. de poudre.
15 gr. 00 c. de sel de cuisine.
20 gr. 00 c. de sirop.
20 gr. 00 c. de sucre.

| | | | |
|---|---|---|---|
| La tasse à café contient | : | 100 c. | cubes de liquide. |
| » à thé » | : | 125 c. | » |
| Le grand verre » | : | 150 c. | » |
| La tasse à petit déjeuner | : | 210 c. | » |
| L'assiette creuse » | : | 250 c. | » |

Il est utile d'ailleurs de disposer de verre gradués grâce auxquels on détermine vite et justement les quantités du liquide (lait, bouillon, café, etc.) qui entre soit dans la préparation, soit dans l'administration des aliments. On peut aussi faire boire le malade dans un gobelet gradué, ou bien à l'aide de la *Pipette alimentaire du Dr Georges Rosenthal* ou bien encore à l'aide du *Syphon alimentaire* que nous avons imaginé.

**Variété d'apprêts.** — C'est à l'infini pour ainsi dire qu'il faut pouvoir varier la façon d'apprêter les aliments destinés aux malades. Il faut même pouvoir répondre à l'occasion et s'il n'y a pas de gros inconvénients, aux goûts, à l'âge, aux habitudes et même aux caprices des malades : l'un demande à boire dans une tasse et l'autrè dans un verre ; celui-ci préfère la viande froide à la viande chaude, etc. Qu'importe, si de telles considérations peuvent aider à l'alimentation.

# CHAPITRE III

## ADMINISTRATION, INGESTION DES ALIMENTS

**Vaisselle du malade.** — Assiettes, tasses, verres, cuillères, fourchettes, etc., doivent être d'une propreté scrupuleuse, et dans toute la mesure du possible d'une *forme élégante* et *gaie*. Un appétit faible ou capricieux peut disparaître et se transformer en répugnance si les ustensiles sont sales ou simplement vulgaires (cuillères et fourchettes en fer, etc.).

Il faut auprès d'un malade des fleurs non odorantes ou peu, de même que des visages souriants.

**Position du malade.** — Celui-ci peut se lever et se mettre à table, au moins pour le repas principal, ou bien il doit garder le lit.

Dans le premier cas, il faut veiller à ce que le malade soit suffisamment couvert et la pièce convenablement chauffée pour obvier à toute possibilité de refroidissement.

Si, au contraire, le malade ne peut ou ne doit pas

quitter le lit, la situation est plus délicate. Deux cas peuvent alors se présenter :

1° *Le malade peut s'asseoir* et alors il est aidé pour cela, soit qu'il se soulève lui-même à l'aide d'une corde fixée au lit, soit qu'il s'appuie sur des oreillers ou sur un appui-dos dont on peut varier l'inclinaison. Les aliments lui sont présentés sur une table de lit.

2° *Le malade ne peut s'asseoir* ou doit pour des raisons diverses garder la position horizontale. Alors il faut lui administrer les aliments ou boissons, à l'aide d'ustensiles divers, cuillères, biberons, tasses ordinaires, tasses à bec.

Le malade peut aspirer lui-même à l'aide d'un tube en verre courbé et à bout supérieur aplati, ou bien en forme et avec rôle de syphon.

Il ne faut pas aller trop vite en administrant des aliments ou boissons au malade, d'autant plus que la position couchée entrave la déglutition comme elle gêne la défécation (parce que l'action combinée des nombreux muscles qui interviennent dans l'acte d'avaler devient difficultueux). C'est en outre afin d'éviter de provoquer des contractions irrégulières de l'estomac.

Mais, d'autre part, il ne faut pas être trop lent pour ne pas fatiguer le malade ni l'indisposer au détriment de son appétit.

**Etat psychique du malade.** — L'état d'excitation du système nerveux a une grande influence sur la sécrétion des sucs digestifs comme sur les mouvements péristaltiques généraux, c'est-à-dire sur la digestion.

Déjà dans la vie ordinaire, il ne faut pas entreprendre un grand repas de suite après une activité ou une tension d'esprit trop forte. Un court intervalle de repos ou de distraction calme doit séparer le travail du repas. A plus forte raison pour les malades dont l'excitation peut avoir d'autres causes : douleur, répugnance ou dégoût pour la nourriture, etc. Alors il faut savoir attendre : il faut préparer le malade à la nourriture par la conversation, au lieu de présenter celle-ci comme par surprise et sèchement.

Enfin le malade ne doit pas s'occuper l'esprit trop vivement (lecture, conversation animée, discussions, calculs, réflexion), car l'activité cérébrale détourne le sang du travail digestif, lequel nécessite pour son compte l'afflux sanguin. De plus toute distraction détourne de l'acte si important de la *mastication.*

**Heure des repas.** — Chez les malades qui se nourrissent suffisamment, c'est-à-dire qui supportent une alimentation mixte (solides et liquides) il suffit de *trois repas par 24 heures.* Mais si chaque repas ne peut être abondant et devient de ce fait insuffisant, alors il faut intercaler entre les 3 repas fondamentaux, 2 ou 3 repas plus petits, de telle sorte que le malade ingurgite toutes les deux ou trois heures.

Le petit déjeuner du matin doit être donné de bonne heure, dès que le malade est éveillé, surtout chez les grands malades qui ne peuvent rester longtemps à jeûn. Sauf contre-indications spéciales, les stimulants tels que café au lait, thé au lait, cacao ou chocolat, paraissent préférables pour le petit déjeuner; au contraire, les soupes à farines dont la nutritivité plus grande peut être égalée par l'addition de biscuits ou de pain grillé au petit déjeuner, ne sont pas assez stimulantes pour le début de la journée.

C'est d'ailleurs le médecin qui fixe la nature et le nombre des repas. Ajoutons que la régularité des repas ne doit pas être telle qu'il soit urgent de tirer un malade d'un sommeil bienfaisant.

**Température des aliments.** — Cette question a son importance pour plusieurs raisons :

1° Le goût varie suivant la température. C'est ainsi que l'eau froide, le lait froid, la viande froide, etc., ont un autre goût à l'état chaud ; que la langue trempée quelques instants dans de l'eau froide de 1 à 10° perd la faculté du goût, et dans de l'eau chaude (50 à 52°) l'appréciation du sucre de canne.

2° Les ferments digestifs (pepsine du suc gastrique,

ptyaline de la salive, etc., sont tués à une température de 55 et 60° et inactifs à 0, de sorte qu'on peut admettre qu'un excès de froid ou de chaleur entrave la digestion.

3° La répugnance des malades se révèle contre les mets ou boissons froids ou chauds. Cela se remarque surtout pour le lait chaud qui n'est pas toujours bien accepté par les malades, tandis qu'ils boivent avec plaisir le lait cru et froid.

La température la plus convenable est celle du sang (37°), soit de 37 à 40 et 42°.

Il faut cependant dans la pratique admettre quelques oscillations autour de 40° en raison de certains goûts ou habitudes individuels, et suivant la température (hiver ou été).

Dans tous les cas, les liquides trop chauds ou trop froids peuvent nuire par les mêmes effets : catarrhe des voies digestives, altération des dents surtout par l'alternative du très chaud au très froid et réciproquement. L'ulcère de l'estomac, si commun chez les cuisinières est souvent attribué à la dégustation trop fréquente de mets trop chauds (soupes, sauces). On connaît d'autre part le danger de boire vite de l'eau ou de la bière trop froide, surtout en cas de fatigue et sueur. Habituellement on boit le café trop chaud, car même après addition de sucre et de crème, le thermomètre qu'on y plonge marque encore 60°. De même de l'eau froide à moins de 8° au-dessus de 0 calme plus difficilement la soif que de l'eau simplement fraîche.

Pour conclure, il ne faut pas dépasser comme chaleur 50° et comme froid 7° au-dessus de zéro. Bien entendu nous avons des exceptions à cette règle, tels les cas spéciaux où le médecin prescrit des boissons glacées et même de la glace. Voici pour certaines boissons la température la plus convenable :

| | |
|---|---|
| Café noir . . . . . . . . . . . . . . | 50° |
| Vin rouge. . . . . . . . . . . . . . | 19° |
| Lait froid . . . . . . . . . . . . . . | 18° |
| Vin léger . . . . . . . . . . . . . . | 16° |
| Eau. . . . . . . . . . . . . . . . . . | 13° |
| Champagne. . . . . . . . . . . . . | 10° |

Ainsi donc il importe de pouvoir varier, suivant les circonstances, la température des aliments et boissons. D'où l'utilité d'une *glacière* pour maintenir à l'état frais, ainsi que d'un thermomètre à alcool, car la dégustation peut tromper sur l'évaluation, même approximative, de la chaleur. C'est ainsi que le lait paraît plus froid que l'eau à même température, et qu'à 10 et 12° il paraît encore très froid.

Par contre, il faut aussi pouvoir maintenir les mets à l'état chaud, d'autant que des aliments réchauffés ne valent rien, surtout pour des malades, et que certains de ceux-ci boivent et mangent lentement.

On trouve actuellement dans le commerce des ustensiles ingénieux qui permettent de conserver la chaleur des aliments pendant plusieurs heures. Ces ustensiles (porte-mangers, récipients, cafetières, théières, plats) sont en nickel, avec une double paroi dans laquelle sont hermétiquement renfermés des sels chimiques cristallisables. Si on plonge ces récipients dans de l'eau bouillante, les sels se liquéfient en absorbant de la chaleur, et ne tardent pas à cristalliser de nouveau en rendant peu à peu le calorique emmagasiné pendant la liquéfaction. Cependant la manipulation de ce matériel me paraît un peu délicate et trop dépourvue d'uniformité.

(*Détail important* : ne pas souffler sur un mets pour le refroidir. Ne pas goûter devant le malade, avec la cuillère qui sert au malade).

**Mastication.** — La nécessité de bien mâcher les aliments suppose évidemment le cas où ceux-ci ont une consistance ferme ou mixte. Il faut recommander et laisser au malade tout le temps nécessaire pour cet acte.

Si les dents par leur insuffisance en qualité et quantité ne peuvent ni presser, ni broyer, le malade s'il prend des aliments fermes peut s'aider d'un masticateur artificiel.

Signalons ici un instrument pour hacher la viande cuite dont le modèle est du professeur Farabeuf.

Un appareil dentaire (dentier artificiel) doit être enlevé en position couchée et n'être gardé que lorsque le malade est assis et pour les repas, car on a vu des pièces de prothèse être avalées par le malade, surtout si l'appareil n'est pas d'une fabrication minutieuse et parfaite, ce qui n'est pas toujours facile à obtenir.

**Compression de l'estomac.** — Cette compression est à éviter surtout pendant les repas, car elle diminue la capacité de l'estomac dont elle empêche l'emplissage, avec action fâcheuse sur la sécrétion gastrique et sur les mouvements péristaltiques nécessaires pour une bonne digestion.

Cette compression peut êtré due à une attitude penchée en avant, telle que pour lire, écrire, tricotter, etc., voire même à des efforts et exercices corporels.

C'est pourquoi toutes ces occupations sont interdites après le repas, d'autant plus qu'elles produisent la même dérivation sanguine dont nous avons relevé des résultats fâcheux à propos de l'état psychique du malade (p. 20).

**Soins de la bouche.** — C'est surtout après les repas que toute la cavité buccale (gencives, langue, dents) doit être maintenue à l'état de parfaite propreté, cela pour écarter tout débris alimentaire, susceptible de se décomposer et de fermenter, au grand dommage du malade. Il faut donc que le malade se nettoie soigneusement les dents à l'aide d'une poudre dentifrice indiquée par le médecin.

Il faut en outre se rincer la bouche avec de l'eau boriquée tiède, ou une eau légèrement alcaline, additionnée de quelques gouttes d'eau de menthe ou d'eau de Botot ou d'eau de Cologne.

Si le malade ne peut le faire, il faut lui nettoyer la bouche et les dents à l'aide, soit d'un instrument spécial dit : *nettoyeur de bouche* (Zahnfugenreiniger), comme on en voit en Allemagne, soit simplement du doigt recouvert d'un linge (drap ou flanelle) et trempé dans un liquide antiseptique.

Puisque nous sommes aux soins de la bouche, rappelons qu'il est utile de maintenir l'humidité pour faciliter la mastication et les mouvements de la langue, pour favoriser la dissociation des aliments et la formation du bol alimentaire, ainsi que la déglutition.

En humectant la bouche du malade on étanche en même temps la soif, c'est là un fait d'observation qui peut-être ne s'explique pas très bien par la physiologie de la soif (le centre anatomique de la soif étant supposé dans le lobe occipital du cerveau, la sensation de la soif est due à l'excitation par le sang qui passe dans ce lobe, si ce sang est trop pauvre en eau ou s'il retient une trop grande quantité de sels solubles, avides d'eau), mais qui est vérifié constamment et mis de plus en évidence par la persistance de la sensation de faim et de soif chez les malades qu'on alimente par la sonde artificielle.

Ces soins de la bouche doivent être donnés avant et après le repas.

**Sommeil après le repas.** — L'acte digestif après un repas suffisant provoque une sensation de fatigue qui porte au sommeil. On constate ce besoin chez les nourrissons, les chlorotiques, les anémiques, certains dyspeptiques, les obèses et chez la plupart des animaux.

Et pourtant un sommeil profond ralentit les mouvements de l'estomac et prolonge la digestion.

D'autre part, un mouvement du corps, même modéré, devient parfois un supplice pour les malades faibles. Si donc le sommeil après les repas est à interdire à beaucoup, et spécialement aux artério-scléreux et aux obèses, il faut permettre aux malades alités un certain repos.

## CHAPITRE IV

### BOISSONS ORDINAIRES

Nous entendons ici les boissons dont le véhicule principal est l'eau et dont le rôle principal est d'étancher la soif des malades. Nous traiterons séparément à cause de leur importance ou de leur physionomie spéciale le lait (p. 31), le bouillon (p. 37), ainsi que le café, le thé et le cacao (p. 43).

On peut faire avec l'eau et les substances à propriétés diverses (acides, astringentes, stimulantes, nutritives) des mélanges, des macérés, des décoctés qui sont des auxiliaires précieux dans le traitement diététique de diverses maladies. Distinguons les boissons en :

1° Boissons acidulées, rafraîchissantes,
2° — stimulantes, excitantes,
3° — qui calment l'intestin,
4° — nutritives.

## F. (1) n° 1. — Eau bouillie, glace.

L'eau bouillie nous offre ceci de particulier, c'est qu'elle est désagréable au goût et de digestion difficile, en raison de l'absence de l'air que l'eau contient naturellement et qu'a chassé l'ébullition. Il faut donc réintégrer cet air, et on y parvient très simplement en exposant cette eau bouillie, pendant plusieurs heures, dans une atmosphère pure.

La glace si elle provient de l'eau des ruisseaux ou si elle est fabriquée avec de l'eau impure (eau de Seine) peut être nuisible pour la santé, parce que les microbes, paralysés par le froid, retrouvent leur activité dans un milieu plus chaud (estomac). Si l'eau génératrice est douteuse, il est facile, par les grands froids, de faire geler de l'eau bouillie.

A défaut de glace naturelle ou d'une machine à glace pour en produire soi-même, il est un moyen simple pour rafraîchir convenablement les boissons ou autres liquides alimentaires, c'est de faire couler pendant plusieurs heures l'eau d'un robinet sur le vase qui les contient. A défaut d'une fontaine, il peut

(1) F. signifie formule. Outre les formules que nous donnons ici, on en trouvera d'autres dans notre précédent livre sur l'*Application diététique dans le traitement des maladies des voies digestives* (Paris, 1901, chez G. Steinheil).

suffire en été d'envelopper le vase dans un linge qu'on maintient humide, et de l'exposer à l'air libre, dans un autre vase à moitié rempli d'eau.

Les morceaux ou pilules de glace à sucer par les malades, doivent être déposés dans un verre spécial, en 2 pièces dont la supérieure contenant la glace est percée d'un trou qui permet l'écoulement de l'eau de fusion.

A défaut de ce vase *ad hoc*, un verre quelconque peut servir, en fixant à son bord supérieur un linge très propre, au travers duquel l'eau s'écoule au fond du vase. Rappelons qu'on fend très bien la glace à l'aide d'une épingle, d'une aiguille, d'un poinçon spécial ou d'une pince perce-glace.

## 1. — Boissons acidulées.

### F. n° 2. — Citronnade.

1 gros citron,
250 grammes de bonne eau pure,
50 — de sucre en poudre ;

faire fondre le sucre dans l'eau. Couper le citron en 2 ou 3, dans le sens de sa plus grande longueur et non pas en rondelles comme on le pratique ordinairement.

Presser le jus du citron à l'aide d'un presse-citron en nickel pur,en évitant les projections du jus sur les côtés.

### F. n° 3. — Citronnade à l'orgeat.

1 gros citron pas trop mûr,
1 cuillerée à soupe de sucre en poudre,
1/2 verre de glace pilée,
1 verre à madère de sirop d'orgeat ;

faire fondre le sucre dans un peu d'eau, ajouter le sirop d'orgeat, puis la glace hygiénique pilée. Presser sur ce mélange le jus du citron et remplir le g rand verre avec de l'eau pure.

### F. n° 4. — Orangeade.

1 orange, pas trop mûre,
1 cuillerée à soupe de sucre en poudre,
250 cc. de bonne eau pure ;

faire fondre le sucre dans l'eau, et presser sur la solution tout le jus de l'orange. On peut remplacer la moitié de l'eau par de la glace hygiénique pilée.

### F. n° 5. — Limonade citrique.

100 grammes de sirop de limon,
900 — de bonne eau pure;

mélanger le tout. On peut préparer d'autres boissons acidulées agréables, en remplaçant les sirops de citron par du sirop de cerises, de groseilles, de framboises, de vinaigre framboisé.

De même on peut avec ces sirops remplacer l'eau simple par de l'eau de Seltz artificielle ou par une eau minérale de table à gaz carbonique : eau de Bilin, de Saint-Galmier, de Vals, etc.

### F. n° 6. — **Eau d'amandes.**

150 grammes d'amandes douces,
3 amandes amères,
100 grammes de sucre.
1 litre d'eau ;

monder les amandes et les concasser. Faire fondre le sucre dans de l'eau tiède qu'on verse ainsi sur les amandes. Laisser au repos une heure, puis filtrer à l'étamine.

## 2. — Boissons stimulantes.

### F. n° 7. — **Sauterne Cobbler**
(boisson américaine.)

1 cuillerée à café de sucre en poudre,
1 1/2 verre à madère de sirop de grenadine,
2 verres à bordeaux de vin de Sauterne ;

verser le sucre dans un grand verre et faire fondre

avec un peu d'eau. Verser ensuite le sirop et le vin et remplir d'eau avec ou sans glace pilée, suivant l'avis du médecin. Agiter le tout.

### F. n° 8. — Champagne Cobbler
(boisson américaine.)

Le vin de Champagne et même ces petits vins dénommés « tisanes » de Champagne, sont fréquemment et utilement donnés au malade, en cas de faiblesse ou d'adynamie. Le vin est donné pur ou coupé avec de l'eau minérale. Si on ne dispose pas d'une demi-bouteille de champagne ou si le malade n'en consomme que très peu, il est bon de disposer d'un appareil qui permet de soutirer le vin à volonté, sans avoir à déboucher la bouteille et par conséquent sans perte de gaz).

Pour préparer le champagne Cobbler ou gobelet de Champagne, remplir à moitié un grand gobelet de glace pilée ; ajouter :

1 cuillerée à soupe de sucre en poudre,
1 tranche d'orange,
1 zeste de citron ;

remplir le verre avec du champagne et remuer avec une cuiller.

### F. n° 9. — **Soyer au Champagne.**
(boisson américaine.)

1 verre à liqueur de fine champagne,
1 verre à madère de sirop de grenadine ;

remplir à moitié un grand gobelet avec de la glace pilée. Verser le sirop et le cognac, remplir avec du champagne et remuer avec une longue cuillère.

### F. n° 10. — **Champagne Julep.**
(boisson américaine.)

1 cuillerée à café de sucre en poudre,
1 branche de menthe fraiche pressée ;

faire fondre le sucre dans un grand gobelet avec un peu d'eau de Seltz, ajouter la menthe et remplir avec du champagne frappé.

### F. n° 11. — **Tip-Top-Punch.**
(boisson américaine.)

Disposer dans un grand gobelet :

4 à 5 morceaux de glace,
2 cuillerées à café de sucre en poudre,
1 verre à liqueur de fine champagne,
1 tranche d'ananas,
2 tranches d'orange,
1 cuillerée à café de jus de citron ;

remplir avec du champagne et bien remuer avec une longue cuillère.

### F. n° 12. — Grog ordinaire.

1 verre à madère de cognac,
1 tranche de citron,
2 morceaux de sucre,
1 verre d'eau bouillante ;

faire fondre le sucre dans les 3/4 d'eau bouillante. Ajouter ensuite le cognac et le citron.

### F. n° 13. — Grog américain.

Est préparé d'avance par le mélange suivant :

1/4 de litre de rhum,
1/4 de litre de cognac,
1/4 de litre de sirop de sucre,
1/4 de litre de thé noir, fort,
1 verre à madère de curaço rouge ;

pour servir, on verse dans un verre moitié du mélange ci-dessus et moitié d'eau bouillante.

### F. n° 14. — Punch à l'orgeat.

Verser dans un grand gobelet en verre :

1 cuillerée à soupe 1/2 de sirop d'orgeat,
1 verre à madère de cognac,
2 cuillerées à café de jus de citron.

### F. n° 15. — **Décocté d'avoine.**

25 grammes de gruau d'avoine,
1 litre d'eau,

laver les gruaux et faire bouillir lentement pendant une demi-heure, aromatiser au citron, sur avis du médecin.

## 3. — Boissons antidiarrhéiques.

Ou boissons constipantes ou d'une façon générale, boissons qui ménagent l'intestin. Ces boissons sont également nutritives et si je les note comme antidiarrhéiques, c'est que par leur emploi, le médecin se propose d'abord de calmer l'intestin.

### F. n° 16. — **Eau albumineuse.**

Boisson alimentaire qui ménage l'intestin. On la prépare avec de l'eau bouillie, refroidie et aérée, soit :

1 tasse ou 250 cc. d'eau,
1 blanc d'œuf ;

battre lentement pendant 10 minutes et passer à travers un linge. Aromatiser, suivant l'avis du médecin, avec une cuillerée à bouche de sucre en poudre, ou 2 cuillerées à café (10 cc.) de cognac, vin, jus de citron, ou avec de la saccharine.

F. n° 17. — **Eau de riz** (grains de riz).

150 grammes grains de riz,
1 litre d'eau ;

laver d'abord le riz en le mettant dans 1/4 de litre d'eau froide qu'on porte lentement à une température voisine de l'ébullition. Décanter et faire égoutter. Renverser un litre d'eau sur le riz ainsi lavé et gonflé et faire bouillir lentement et en vase clos. Ajouter de l'eau, au besoin, pour maintenir le volume de un litre. Passer à travers un linge préalablement lavé à l'eau bouillante. Administrer cette boisson chaude ou froide, suivant l'avis du médecin.

F. n° 18. — **Eau de riz** (farine de riz).

20 grammes de farine de riz,
1 litre d'eau ;

délayer d'abord la farine dans 1/4 de litre d'eau froide et verser le mélange dans les trois autres quarts de litre d'eau qui bout. Maintenir l'ébullition lente pendant 10 minutes en ajoutant d'autre eau, s'il y a lieu, pour avoir la totalité d'un litre.

### F. n° 19. — Décocté de myrtilles.

125 grammes de baies de myrtilles,
50 — de sucre,
1 litre 1/4 d'eau ;

on connaît ces petites baies bleu pourpre, d'une saveur acidulée agréable et qui sont les fruits d'un petit arbuste à feuilles de buis ou de myrte.

Laver les baies et les faire macérer une heure dans l'eau froide. Ensuite faire bouillir lentement pendant une heure. Ajouter le sucre et passer au tamis de crin. Sur avis du médecin on peut augmenter l'action astringente de cette boisson par l'addition de 3 à 4 cuillerées à soupe de vin rouge (contient du tannin).

### F. n° 20. — Décocté de myrtilles au riz.

100 grammes de baies de myrtilles,
20 — de grains de riz,
1 litre 1/4 d'eau,
50 grammes du sucre ;

laisser macérer les baies dans l'eau froide pendant une heure. Laver et faire gonfler le riz avec un peu d'eau qu'on déverse. Verser le riz lavé et égoutté, dans le macéré de myrtilles. Faire bouillir le tout, lentement, pendant une demi-heure et ajouter le sucre. Passer au tamis de crin.

### F. n° 21. — Décocté d'orge ou de sagou.

50 grammes de gruaux d'orge ou de sagou,
1 litre 1/2 d'eau ;

laver les grains avec un peu d'eau tiède, puis les verser dans l'eau froide qu'on porte peu à peu à l'ébullition, laisser bouillir lentement pendant deux heures pour un litre de boisson. Passer.

### F. n° 22. — Décocté d'arrowroot ou de salep.

50 grammes d'arrowroot ou de salep,
1 litre 1/2 d'eau ;

laisser l'arrowroot ou le salep en contact pendant 10 minutes avec un peu d'eau froide. Faire bouillir lentement pendant une demi-heure avec le reste de l'eau. On peut, sur avis du médecin, ajouter à cette boisson du sucre ou du vin.

### F. n° 23. — Décocté de graines de lin.

1 cuillerée à soupe de graines de lin,
1 litre d'eau ;

bien laver la semence qu'on sèche bien avec un linge

pour les écraser ensuite, un peu, à l'aide d'un rouleau de bois. Faire bouillir lentement pendant une demi-heure et passer. Aromatiser au besoin avec jus *de citron* ou *cognac* ou *sucre*, sur avis du médecin.

### 4. — Boissons nutritives.

Elles peuvent être en même temps stimulantes, comme on le constate par les formules suivantes :

#### F. n° 24. — **Lait de poule.**

1 jaune d'œuf,
1 grand verre d'eau,
1 cuillerée à soupe de sucre pulvérisé,
1 » » d'eau de fleurs d'oranger ;

bien battre d'abord le jaune d'œuf avec un peu d'eau froide et y verser peu à peu et en battant vite et sans cesse le reste de l'eau chaude et sucrée.

L'eau ne doit pas être très chaude au point de cuire le jaune d'œuf et de donner à la préparation une apparence désagréable.

Quand l'émulsion est faite et bien homogène, on y verse l'eau de fleurs d'oranger, en agitant un peu.

### F. n° 25. — Cognac aux œufs entiers.

5 œufs entiers,
100 grammes de sucre râpé,
1 morceau de vanille ou 1 zeste de citron,
250 cc. de cognac ;

faire macérer la vanille ou le citron dans le cognac pendant 12 heures. Battre les jaunes avec le sucre à l'aide d'une cuillère en bois jusqu'à crème épaisse. Y verser ensuite le cognac et les blancs battus en neige et bien émulsionner le tout.

### F. n° 26. — Cognac aux jaunes d'œufs.

2 jaunes d'œufs,
80 grammes de sucre,
250 cc. de cognac ;

battre les jaunes et y verser peu à peu le cognac, en émulsionnant bien. On peut remplacer une partie du cognac (le quart) par de la crème dense de lait.

### F. n° 27. — Grog aux jaunes d'œufs.

2 jaunes d'œufs,
60 grammes de sucre,
60 cc. de rhum,
250 cc. d'eau,
1 morceau de vanille,
1 zeste de citron ;

faire bouillir l'eau avec le sucre, la vanille et le zeste de citron. D'autre part, avec les jaunes et le rhum, faire une émulsion bien homogène et mousseuse. Mélanger rapidement le tout avec de l'eau bouillante.

### F. n° 28. — Punch aux jaunes d'œufs.

2 jaunes d'œufs,
30 grammes de sucre,
1 cuillerée à café de jus de citron,
3 cuillerées à soupe de rhum,
1 grand verre d'eau ;

pratiquer une émulsion bien liée avec les jaunes, le sucre, le jus de citron et l'eau ; remuer le mélange sur le feu, sans faire bouillir. Retirer et verser le rhum.

### F. 29. — Vin aux jaunes d'œufs.

2 ou 3 jaunes d'œufs,
30 ou 40 grammes de sucre en poudre,
250 cc. de vin blanc léger ;

bien battre les jaunes, d'abord avec le sucre puis avec un peu de vin. Mettre sur le feu en remuant sans cesse et sans atteindre l'ébullition. On peut aromatiser avec du jus de citron.

## CHAPITRE V

### CAFÉ, THÉ, CACAO

On prépare avec les grains de café, les feuilles de thé, comme avec les graines de cacao, des boissons *stimulantes*, parce que le café, le thé et le cacao contiennent tous trois un même principe actif qui s'appelle *caféine* dans le café, *théine* dans le thé, *théobromine* dans le cacao.

Ce qui distingue ces boissons entre elles, c'est que :

1° Le cacao possède en outre des propriétés nutritives, représentées surtout par la matière grasse (le beurre de cacao) qu'il renferme en plus ou moins grande quantité.

2° Le thé a des propriétés légèrement constipantes, qui sont accentuées par la durée de la préparation.

#### F. n° 30. — **Préparation du café** (1).

Le café destiné aux malades, lorsque le médecin

(1) Pour plus de détails, consulter notre livre sur *L'applica-*

le permet, doit être plutôt léger et fait avec des grains aromatiques, c'est-à-dire provenant de bon café vert, convenablement et récemment brûlé.

**Quantité pour une tasse** : 10 grammes de café, moulu instantanément. La cafetière russe ou autre machine à principe analogue convient le mieux pour la préparation du café, à cause de plus de précision et de l'obtention d'un liquide (genre d'infusé) toujours identique à lui-même.

**Additions au café.** — On additionne le café de *sucre* (s'il n'y a pas d'empêchement : diabète, etc.) ou de *saccharine* (sur prescription du médecin) ou de *lactose* (suc de lait) ou de *crème* (café crème avec de la vraie crème à la façon viennoise, mais en France avec du simple lait très ordinaire et le plus souvent écrémé) ou de *jaunes d'œufs*, suivant la formule.

F. n° 31. — **Café aux jaunes d'œufs.**

1 jaune d'œuf,
20 grammes de sucre,
1 tasse de café noir;

bien battre le jaune et le sucre jusqu'à écume, avec une cuillerée à soupe de café froid. Verser le reste du café très chaud, en remuant vite.

*tion diététique dans le traitement des maladies des voies digestives.* Paris, G. Steinheil, 1901.

N.-B. — Ne jamais ajouter au café destiné à un malade ni même à toute personne soucieuse de sa santé, un liquide alcoolique quelconque (cognac, rhum, marc, kirsch, genièvre, etc.).

**Succédanés du café.** — Signalons comme susceptibles d'être parfois utilement employés certains succédanés qui peuvent permettre de satisfaire le caprice des malades, tout en évitant l'action trop excitante du vrai café. Ces produits qui n'ont que l'apparence du café sont :

La *racine de chicorée torréfiée* encore si employée dans les ménages pour le café au lait ; la *racine de pissenlit* ; le *café suédois* fait avec l'astragalus boeticus ; le *café de caroubier* fait avec le ceratonia siliqua ; le *café de glands doux* ; le *café de malt* ; le *café de figues torréfiées* très en faveur en Autriche ; le *café nègre* préparé avec les graines torréfiées du cassia occidental, etc.

## F. n° 32. — Préparation du thé.

L'infusion faite avec le thé ne doit jamais dépasser *3 minutes de durée* ; autrement le liquide se charge *de tannin* contenu dans le thé, et l'infusé prend un goût désagréable et des propriétés constipantes.

Le *thé noir* convient le mieux pour les malades.

Cependant on peut y mêler plus ou moins de *thé vert* (pas plus de la moitié), si l'on veut des effets plus excitants.

Le meilleur appareil pour préparer le thé à un seul malade est représenté par ces petits plateaux en nickel pur ou en argent, dont la partie centrale est concave et percée de trous. Il suffit de poser ce filtre sur le verre ou la tasse, y verser l'eau bouillante jusqu'à ce que les feuilles de thé soient complètement baignées ; retirer l'appareil après infusion de 3 minutes.

**Additions au thé.**— On l'additionne de *sucre* ou de *lait* en proportions variables, ou encore de *rhum*, *cognac*, ou *kirsch* (sur avis du médecin) ou de *jaunes d'œufs*, d'après la formule suivante :

### F. n° 33. — **Thé aux jaunes d'œufs.**

1 jaune d'œuf,
1 tasse de thé ;

préparer le thé d'après la façon précédente, laisser refroidir jusqu'au-dessous de 40° et le verser peu à peu sur le jaune d'œuf en obtenant par battage continu une émulsion bien homogène.

### F. n° 34. — Préparation du cacao à l'eau.

Pour les malades, le cacao est, en principe, préféré au chocolat, parce que ce dernier produit industriel est *sucré d'avance* à une teneur qui varie suivant la marque de fabrique ; de plus, le chocolat est souvent plus *gras* et peut contenir fallacieusement de l'*amidon.* Au contraire, le cacao peut être plus ou moins privé de son *beurre* et sucré à volonté.

10 grammes de cacao en poudre,
150 — d'eau ;

délayer d'abord le cacao dans un peu d'eau froide pour obtenir une bouillie épaisse et homogène. Verser ensuite l'eau chaude et faire bouillir 2 minutes ; il s'agit donc d'un décocté.

### F. n° 35. — Cacao au lait.

10 grammes de cacao,
150 — de lait ;

avec un peu d'eau froide et de cacao faire une bouillie homogène. Y verser le lait et faire bouillir 2 minutes. Le cacao au lait est plus nutritif que le cacao à l'eau et encore plus si le lait n'est pas écrémé. On peut couper le lait de moitié d'eau pour augmenter la digestibilité du produit, tout en diminuant la nutritivité.

**Additions au cacao.** — On peut additionner le cacao, avant ou après sa préparation, de substances qui en augmentent les propriétés stimulantes, diurétiques ou nutritives.

La *farine d'avoine*, la *lactose*, les *jaunes d'œufs* sont les additions les plus usuelles.

### F. n° 36. — Cacao à l'avoine.

Le cacao à l'avoine représente un mélange de farine d'avoine et poudre de cacao. Ce mélange est le plus souvent fait d'avance par l'industrie qui débite dans le commerce des petits carrés de cacao à l'avoine comprimé, dénommés *cocoats*.

Mais on peut le préparer soi-même en se procurant les deux poudres séparément :

2 cuillerées à café de cacao pulvérisé,
1 » à » de farine d'avoine,
250 cc. d'eau ;

délayer d'abord la fleur d'avoine dans un peu d'eau froide, porter à l'ébullition et faire bouillir 5 minutes. Y verser ensuite le cacao réduit en bouillie homogène avec un peu d'eau froide, et faire bouillir à nouveau 3 minutes. Sucrer à volonté.

N. B. — On peut remplacer moitié d'eau par du lait pour obtenir le *cacao à l'avoine au lait*. On peut aussi associer au cacao à l'avoine, suivant les cas déterminés par le médecin, certains médicaments tels que la *lactose* ou le *glycéro-phosphate de chaux*, suivant les deux formules, que nous dénommons *cacao diététique A et B*.

### F. n° 37. — **Cacao diététique A.**

100 grammes de cacao en poudre,
90 » de farine d'avoine lourde.
10 » de glycéro-phosphate de chaux ;

conserver ce mélange dans une boîte en fer-blanc. Préparer avec une cuillerée à soupe de la poudre ci-dessus et de l'eau une décoction de 5 minutes de durée pour une tasse de 200 cc. environ. Sucrer à volonté.

### F. n° 38. — **Cacao diététique B.**

100 grammes de cacao en poudre,
50 » de farine d'avoine lourde ;
50 » de sucre de lait,

même préparation que la précédente.

### F. n° 39. — **Cacao aux jaunes d'œufs.**

1 jaune d'œuf,
1 tasse de cacao ;

faire une émulsion bien homogène, en battant le jaune d'œuf avec le cacao préparé à l'eau ou au lait et refroidie au-dessous de 40° pour éviter la coagulation du jaune d'œuf. Même addition d'un ou deux jaunes d'œufs peut être faite au cacao à l'avoine. De même, on trouve dans le commerce du *cacao au plasmon*, à la *poudre de viande*, du *cacao lacté* (poudre de lait), *cacao ferrugineux*, etc.

## CHAPITRE VI

### ADMINISTRATION DU LAIT

C'est le médecin qui détermine la nature du lait à donner aux malades : *lait de vache* ou *de chèvre* (la chèvre étant réfractaire à la tuberculose, le lait de chèvre peut être ingéré cru), *ou d'ânesse* ; *lait fermenté* (koumys) : lait de jument fermenté très mousseux et dénommé pour cela « lait de champagne » (kefir : lait de vache fermenté par l'action des graines de kéfir) ; *lait caillé*, acide ou non (yoghourt) ; lait se caillant sous l'action d'un ferment spécial : la maya, dit ferment bulgare, la lactobacilline, etc.) ; *lait cuit* ou *cru*, *écrémé* ou *non*, *additionné* ou *pur*.

Nous donnons ici diverses façons d'aromatiser le lait pour en faciliter la tolérance par le malade, de même que certaines additions qu'on y peut faire pour rendre ce liquide plus nutritif ou plus digestif.

**Recommandations au malade.** — Celui-ci doit boire le lait très lentement, par petites gorgées. L'observation démontre que le seul usage d'un tube de verre, d'une lumière de 1 millimètre, permet à certains malades de supporter le régime lacté sans vomissements ni dégoût.

### F. n° 40. — Lait au café.

1/2 litre de lait, non écrémé,
8 grammes de café moulu ;

faire bouillir le lait et y verser la poudre de café. Maintenir l'ébullition en vase clos pendant deux minutes.

### F. n° 41. — Lait au thé.

1/2 litre de lait non écrémé,
1 pincée de thé noir ;

faire bouillir le lait, y verser le thé, et maintenir l'ébullition deux minutes, en vase clos.

### F. n° 42. — Lait calcique.

1/2 litre de lait,
2 grammes de carbonate de chaux pur ;

faire bouillir le lait et y verser le sel calcique, en remuant sans cesse. On remplace le plus souvent le produit chimique par de *l'eau de chaux médicinale* que délivre également le pharmacien. Les proportions de ce mélange varient selon les prescriptions du médecin : de 1 à 3 cuillerées à soupe d'eau de chaux par tasse de lait.

### F. nº 43. — Lait au cognac et jaunes d'œufs.

2 jaunes d'œufs,
5 grammes de sucre en poudre,
1 cuillerée à soupe de cognac,
1 petit morceau de zeste de citron,
125 grammes de lait bouilli ;

battre les jaunes et le sucre, y verser peu à peu le lait, le cognac, le citron ; placer le tout au bain-marie en agitant sans cesse.

### F. nº 44. — Lait aux amandes.

1/2 litre de lait,
2 amandes douces,
2 » amères ;

monder les amandes en les baignant dans de l'eau bouillante, puis dans de l'eau froide pour les décortiquer ensuite. Les concasser légèrement et faire bouillir avec le lait. Passer au tamis.

### F. n° 45. — Lait au cognac.

1 tasse de lait glacé,
1 cuillerée à bouche de cognac ;

mélanger le tout.

### F. n° 46. — Lait avec arrowroot ou salep.

1/2 litre de lait,
15 grammes d'arrowroot (1) ou de salep (2),
1 — de sel fin ;

délayer l'arrowroot dans un peu de lait froid et verser dans un demi-litre de lait bouillant. Maintenir l'ébullition pendant 10 minutes.

S'il s'agit de salep, il faut le laisser macérer d'abord 1/4 d'heure dans un peu de lait froid.

### F. n° 47. — Lait à la vanille.

1/2 litre de lait,
1/4 de gousse de vanille ;

(1) L'arrowroot est une fécule analogue à celle de pommes de terre, qu'on retire, aux Antilles et aux Indes, des racines tubéreuses de deux plantes : l'une américaine, le *maranta arundinacea* ; l'autre indienne, le *maranta indica*.

(2) Le salep est le tubercule de diverses plantes orchidées d'Europe et d'Orient qui s'appellent en langage scientifique : les *orchis morio, bifolia militaris, trifolia*.

couper la vanille par petits morceaux, faire bouillir avec le lait et passer.

### F. n° 48. — Lait aux jaunes d'œufs.

1 ou 2 jaunes d'œufs,
1 tasse de lait ;

battre les jaunes avec le lait pour obtenir une émulsion bien homogène. Eviter que le lait ne soit trop chaud, pour éviter la coagulation du jaune d'œuf.

### F. n° 49. — Punch au lait.

1/2 litre de lait,
50 grammes de sucre,
3 jaunes d'œufs,
1 petit morceau de vanille,
3 cuillerées à bouche de rhum ;

battre les jaunes avec le sucre et un peu de lait froid, et verser peu à peu dans le reste du lait bouillant. Laisser refroidir et ajouter le rhum dans lequel on aura fait macérer la vanille pendant 12 heures.

### F. n° 50. — Punch au lait et aux œufs.

1 œuf entier,
1 cuillerée à soupe de sucre pulvérisé,
1 verre à bordeaux de cognac.

bien battre l'œuf avec le sucre et un peu de lait, ajouter le reste du lait, puis le rhum.

A la façon américaine, le mélange est fait d'abord dans un grand gobelet qu'on déverse ensuite dans une double timbale (employée pour la préparation des boissons américaines) ; agiter fortement et transverser dans le gobelet.

**Autres additions.** — On peut encore ajouter au lait :

a) *De la crème fraîche*, pour en augmenter la valeur nutritive ;

b) *De l'eau de Seltz* ou de *l'infusé d'anis* ou *d'angélique*, ou de *l'eau de menthe*, ou de la *teinture de badiane*, ou du *sel*, pour en favoriser la tolérance.

c) De la *somatose*, du *cacao*, du *chocolat*, du *café*, du *champagne*, etc.

## CHAPITRE VII

### BOUILLONS POUR MALADES

Les bouillons sont des solutions dans l'eau, des substances salines (chlorures, phosphates, etc.), et de certains principes nutritifs ou mucilagineux contenus dans les viandes et les légumes. De là deux grandes catégories de bouillons pour malades :

1° Les *bouillons de viandes* auxquelles on associe souvent quelques légumes ;

2° Les *bouillons de légumes* sans viande.

**Mode général de préparation.** — La plupart des bouillons sont des décoctés, c'est-à-dire qu'ils résultent de l'action plus ou moins prolongée de l'eau bouillante sur les viandes et les légumes. Cependant on peut recourir au bain-marie (marmite américaine, bouteille, voy. n° 52) pour épargner à la viande l'action trop modificatrice de l'eau qui bout. On peut même préparer un bouillon fortifiant (recette de feu le professeur Liebig, voy. form. n° 51) par simple macération dans de l'*eau froide*.

On prépare les bouillons avec des *viandes rouges* (bœuf, mouton, cheval) ou *blanches* (veau, poule, pigeon).

### F. n° 51. — Bouillon du professeur Liebig.

1/2 livre de viande (bœuf ou poule) ;
250 cc. d'eau de source,
4 à 5 gouttes d'acide chlorhydrique,
1 gr. 50 de sel de cuisine fin ;

verser l'acide et le sel dans l'eau et laisser macérer une heure environ avec la viande découpée par petits morceaux. Passer sans exprimer, sur un tamis de crin et à plusieurs reprises jusqu'à ce que le liquide s'écoule clair et d'une belle couleur rouge.

### F. n° 52. — Bouillon à la bouteille.

Le bouillon précédent est obtenu par macération à froid ; celui-ci est fait au bain-marie dans une bouteille. Il convient spécialement aux enfants.

300 grammes de viande maigre (bœuf ou veau) (pas d'eau ni rien autre) ;

découper la viande par petits morceaux qu'on introduit à l'aide d'une pince à sucre dans une bouteille bien propre, à large goulot et qu'on dispose après l'avoir bouchée hermétiquement, dans une marmite contenant de l'eau froide. Porter lentement à l'ébullition et laisser bouillir 20 minutes. Après quoi, la bouteille renferme 90 à 100 centimètres cubes d'un bouillon brunâtre ou jaunâtre qu'il n'y a pas lieu de passer.

### F. n° 53. — **Consommé de bœuf et jambon.**

500 grammes de bœuf maigre.
20 — de jambon cru, maigre ;

il s'agit ici d'un procédé au bain-marie, mais au lieu d'une bouteille, on se sert d'une marmite américaine ou d'un vase en nickel pur, fermant à vis. Ce vase est placé dans une marmite remplie à moitié d'eau. Laisser bouillir lentement pendant 3 ou 4 heures, et passer à travers une étamine qu'on aura préalablement lavée à l'eau bouillante.

### F. n° 54. — **Bouillon de mouton avec orge.**

250 grammes de viande de mouton maigre,
15 — d'orge mondé,
1 litre d'eau,
5 grammes de sel de cuisine fin ;

laver les gruaux d'orge à l'eau froide, et faire bouillir

ensuite le tout, lentement, pendant 2 heures. Le liquide réduit à 375 centimètres cubes environ (un peu moins d'un demi-litre) est passé au tamis de crin.

Convient bien dans la diarrhée.

### F. n° 55. — **Bouillon de gibier.**

500 grammes d'épaule de chevreuil, ou bien :
1 vieille perdrix,
20 grammes de beurre,
5 — de peptone sèche,
5 — de semoule,
1 carotte, persil, céleri,
2 cuillerées à soupe de vin rouge,
2 blancs d'œufs ;

la viande, *très fraîche*, est légèrement rôtie dans le beurre, puis complètement débarrassée de la matière grasse à l'aide de papier buvard. *Piler* finement et laisser bouillir lentement, pendant 1 heure, avec un demi-litre d'eau, le sel et les légumes. Dans l'autre demi-litre d'eau *froide* sont délayés les blancs d'œufs, qu'on mélange ainsi au bouillon, pour laisser bouillir le tout, pendant 30 minutes, en remuant sans cesse ; au préalable, on a versé dans le mélange, comme en saupoudrant, les gruaux d'orge. Après coction totale de 1 h. 1/2, le bouillon est réduit à un peu moins d'un demi litre.

F. n° 56. — **Bouillon de veau** (gîte, côtes, poitrine, ou cou).

500 grammes de viande,
1 litre d'eau,
un peu de persil,
une petite carotte ;

faire bouillir lentement pendant 3 heures avec réduction à 1 litre.

F. n° 57. — **Bouillon de veau à l'orge, au sagou ou au tapioca.**

500 grammes de gîte,
15 — d'orge mondé, ou bien :
10 — de sagou, ou bien :
10 — de tapioca du Brésil,
5 — de sel de cuisine,
1 litre d'eau ;

laver d'abord les gruaux ou le tapioca à l'eau froide et faire bouillir le tout, lentement, pendant 2 heures avec réduction au-dessous d'un demi-litre. Passer au tamis de crin.

Convient dans la diarrhée de même que le bouillon suivant :

### F. n° 58. — Bouillon de tête de veau, au riz.

500 grammes de tête de veau (la joue),
10 — de riz de Bengale,
5 — de sel fin,
1 lit. 1/2 d'eau ;

laver la viande et la hacher finement ; laver également le riz à l'eau froide. Faire bouillir le tout environ 2 heures, le bouillon réduit à un demi-litre environ est passé au tamis de crin.

### F. n° 59. — Bouillon de poule.

1 poule,
5 grammes de sel fin,
un peu de persil,
1 morceau de carotte,
1 lit. 1/2 d'eau ;

la viande est finement hachée, laisser dans une partie d'eau froide, pendant 15 minutes, puis porter à l'ébullition par une coction lente de 3 heures ; le bouillon est réduit à 1 litre.

### F. n° 60. — Bouillon de pigeon.

1 pigeon vieux,
3 grammes de sel fin,
très peu de persil,
une rondelle de carotte ;

hacher finement le pigeon bien nettoyé, le recouvrir d'eau froide et laisser macérer ainsi, pendant 1/4 d'heure. Le bouillon réduit à un demi-litre est passé à l'étamine préalablement lavée à l'eau bouillante.

### F. n° 61. — Bouillon aux quatre viandes.

125 grammes de bœuf,
125 » de veau,
1 pigeon vieux,
50 grammes de jambon cru ;

hacher le tout finement, laisser macérer 1/4 d'heure dans l'eau froide, et porter lentement à l'ébullition qu'on maintient 2 heures. Le bouillon réduit à un demi-litre environ est passé au tamis.

### F. n° 62. — Bouillon de légumes (1).

60 grammes de pommes de terre,
45 — de carotte,
15 — de navets,
6 — de poids secs.
6 — d'haricots secs,
1 litre d'eau froide,
5 grammes de sel de cuisine ;

(1). Formule due au Dr Demarque, et employée par le Dr Méry, médecin des hôpitaux, contre la gastro-entérite infantile (*La Semaine médicale*, 1904, p. 392).

faire bouillir pendant 4 heures en vase clos. Filtrer et ramener le volume total à 1 litre, par addition d'eau. Ajouter 5 grammes de sel. Ce bouillon doit toujours être très frais et préparé deux fois par jour.

**Additions au bouillon.** — Les bouillons en général et le bouillon de beuf en particulier sont avant tout des solutions salines, qui renferment surtout les principes minéraux contenus dans la viande. Ce sont plutôt des stimulants que d'importants aliments. Comme stimulants, le bouillon a son utilité tonique, comme il a aussi ses inconvénients chez certains malades. Au point de vue alimentaire, il est souvent utile de faire des *additions au bouillon*, et pour en modifier favorablement la saveur. Faire des additions au bouillon, c'est donc y ajouter des substances liquides ou solides. L'addition se fait après coup, c'est-à-dire après la préparation complète du bouillon, c'est même ce qui distingue le « bouillon additionné » (bouillon avec pain trempé, par ex.) d'une soupe proprement dite (bouillon au tapioca, ou au vermicelle, etc.), dans laquelle la substance ajoutée a été cuite avec le bouillon.

## F. n° 63. — Bouillon avec purée de viande crue.

200 grammes de filet cru (bœuf ou veau), ou :
1/4 de poulet,
250 grammes de bouillon tiède ;

bien débarrasser la viande des tendons et de la peau, et la râcler finement au couteau mousse pour la passer ensuite au tamis de crin. Avec un peu de bouillon, on fait d'abord avec la purée de viande, une bouillie épaisse que l'on dilue peu à peu en agitant avec le reste du bouillon.

Il importe que le bouillon ne soit pas trop chaud et encore bien moins en ébullition quand on y ajoute la viande. Sans quoi, la viande crue est modifiée dans les propriétés qu'on y recherchait ; elle n'est plus crue, mais plus ou moins cuite extérieurement, elle n'a pas cette apparence « purée de tomates » que doit avoir le bouillon à la purée de viande.

## F. n° 64. — Bouillon avec viande crue hachée.

Même remarque que précédemment, il ne faut pas que la viande crue, préalablement dépouillée des parties inutiles (nerfs, tendons, os) et hachée ou râpée à la machine ou au couteau, soit mise dans le bouillon trop chaud. Verser d'abord dans l'assiette, le bouillon destiné au malade, attendre que le bouillon soit refroidi au-dessous de 40° (mesurer la température par un thermomètre à alcool) pour y verser ensuite les morceaux de viande.

La quantité de viande crue à ajouter ainsi au bouillon est de 50, 100 ou 125 grammes, suivant l'avis du médecin.

### F. n° 65. — **Bouillon avec poudre de viande.**

Il est mieux de préparer soi-même la poudre de viande. Si on ne le peut, recourir à ces poudres de viande de marque française, lesquelles sont en général de bonnes préparations, qu'elles soient pures ou mélangées à des poudres de légumes.

Dans tous les cas, et contrairement à ce qui est de rigueur pour la viande crue (formule ci-dessus), la poudre de viande doit être ajoutée au *bouillon très chaud*, en ébullition. Cela pour deux raisons ; d'abord parce que la poudre de viande est en général de saveur et d'odeur désagréables pour le malade, et qu'une courte coction avec le bouillon atténue ses inconvénients ; ensuite parce que la poudre de viande, substance non fixe, peut contenir postérieurement à sa préparation, des germes, des toxines, des moisissures, et que l'ébullition (température 105°, environ) *stérilise* la poudre de viande.

*Manière de faire.* — Etaler d'abord dans une assiette chauffée, la poudre de viande (2 à 3 cuillerées à soupe) et y verser peu à peu le *liquide bouillant* (240 cc. de bouillon) en agitant et lentement.

### F. n° 66. — **Bouillon avec poudre de peptone.**

Mêmes remarques, et même mode d'opérer que pour l'addition de poudre de viande (formule précédente).

Cependant la peptone qui représente de la viande artificiellement digérée, viande qui n'est pas toujours de première qualité, est plus sujette à caution que la poudre de viande, au point de vue de la stérilisation. C'est pourquoi, il est bon, avant d'ajouter la peptone au bouillon, d'avoir fait bouillir la peptone au préalable avec un peu d'eau. On fait évaporer, pour que la peptone représente une poudre simplement humide qu'on ajoute au bouillon.

### F. n° 67. — **Bouillon avec poudres diverses.**

Le bouillon peut encore être additionné de poudres nutritives diverses, qui résultent de la transformation chimique industrielle de viandes ou de légumes séparés ou mélangés. Ces produits tiennent de leurs fabricants les dénominations les plus variées : salvatose, somatose, tropon, plasmon, etc.

Le médecin reste juge de la valeur et de l'opportunité de ces additions.

*Manière de faire.* — Dans tous les cas, on procède comme pour l'addition de peptone (formule n° 66), c'est-à-dire qu'il est bon de faire bouillir au préalable ces divers produits dans un peu de bouillon. On verse ensuite peu à peu ce mélange dans le restant du bouillon.

### F. n° 68. — Bouillon avec jaunes d'œufs.

250 de bouillon tiède,
2 jaunes d'œufs ;

battre les jaunes d'œufs et les verser préalablement dans l'assiette destinée à recevoir le bouillon. Le liquide ne doit pas être bouillant, mais à une température au-dessous de 40° ; cela pour éviter que les matières albumineuses ne se coagulent en donnant ainsi au bouillon un aspect grumeux qui déplaît au malade. Verser le liquide sur les jaunes d'œufs, lentement, sans cesser de remuer.

# CHAPITRE VIII

## POTAGES, SOUPES, POTAGES-CRÈMES

Les soupes ou potages représentent une forme alimentaire précieuse, car ils permettent d'administrer aux malades, sous la forme la plus digestive, c'est-à-dire liquide,les substances les plus variées : *légumes*, *viandes*, *fruits*.

**Catégories de potages.** — A l'exception du *potage à la purée de viande crue*, toutes les soupes sont faites par coction dans l'*eau*, le *lait* ou le *bouillon*, d'aliments divers : farines (farines lactées, farine de riz, de maïs, d'avoine, etc.), *purées* (purées de légumes, de fruits), grains (riz entier, orge, semoule, sagou). Distinguons donc les seules destinées aux malades, en :

1° *Potages farineux* qu'on nomme encore potages-crèmes en raison de leur grande homogénéité qui leur donne un aspect bien « lié », crémeux. Ce sont les potages avec farines maltées, avec farines lactées, avec crèmes ou farines diverses (orge, avoine, riz, froment, maïs, lentilles, arrow-roat), avec farineux américains (Quaker-Oats, Harny, Hole-Weat, Force Barleyfood, etc.) ;

2° *Potages-purées*, préparés avec des purées diverses (pommes de terre, carottes, petits-pois, tomates) ;

3° *Potages à grains* (riz entier, sagou, semoule) ;

4° *Potages à pâtes* (nouilles, vermicelle, etc.) ;

5° *Potages mixtes*, c'est-à-dire qui peuvent être préparés à la fois avec des farines et avec des grains.

Cette distinction des potages suivant leur consistance est d'une certaine importance pratique dans l'alimentation des malades.

**Préparation des potages.** — Nous avons déjà vu que la presque totalité des soupes sont préparées par décoction. Ce sont donc des *décoctés* comme les bouillies, ou des *bouillies liquides* représentant la consistance intermédiaire entre les liquides (eau, lait, etc.) et les bouillies proprement dites.

## A. — Potages farineux.

### F. n° 69. — **Potage farine grillée.**

375 grammes de lait ou crème,
20 — de farine de blé,
1 petit morceau de vanille ;

faire griller la farine jusqu'au brun, dans une poêle

et en remuant sans cesse. Passer cette farine au tamis et la délayer dans 125 centimètres cubes de lait froid. Faire bouillir le reste du lait, avec la vanille, y verser la farine délayée, et maintenir l'ébullition lentement pendant 3 minutes.

### F. n° 70. — Potage crème d'orge.

1 cuillerée à soupe de farine d'orge,
375 c. c. d'eau ou le bouillon,
15 grammes de beurre,
1 gramme de sel;

délayer la farine dans un peu d'eau froide. Ajouter le sel, le beurre et le reste d'eau *bouillante* et faire bouillir lentement 15 minutes.

### F. n° 71. — Potage crème d'avoine.

1 cuillerée à soupe de farine d'avoine,
375 c. c. d'eau ou de bouillon,
15 grammes de beurre,
1 — de sel;

délayer la farine dans 125 centimètres cubes d'eau froide, et verser le tout, y compris beurre et sel dans le reste de l'eau bouillante. Laisser cuire lentement pendant 15 minutes,

### F. n° 72. — **Potage farine de blé.**

15 grammes farine de blé,
15 — de beurre,
250 — d'eau,
1 — de sel ;

délayer la farine dans un peu d'eau froide. Ajouter le sel, le beurre, le reste de l'eau *bouillante*, et faire cuire lentement pendant 15 minutes.

N.-B. — On peut relever le goût et la saveur nutritive de cette soupe en y ajoutant une cuilleré à café *d'extrait de viande*, 3 cuillerées à soupe de *crème* de lait, et en « liant » avec un jaune d'œuf.

Préparer de la même manière : *potage farine de riz*, *de maïs*, etc.

### F. n° 73. — **Potage farine petits pois.**

20 grammes de farine,
25 — de beurre,
1/2 litre d'eau ou de bouillon ;

délayer la farine dans un peu d'eau froide ou de bouillon. Y verser peu à peu le reste de l'eau ou du bouillon à l'état d'ébullition, et faire cuire lentement pendant une demi-heure.

N.-B. — Si ce potage est fait à l'eau et non pas au

bouillon, il est bon de le relever avec un peu *d'extrait de viande*. De même on peut « lier » avec un jaune d'œuf en diminuant un peu (de 10 gr.) la quantité de farine. De même on peut faire cuire avec deux branches d'asperges (fraîches ou en conserve) découpées en morceaux, pour passer ensuite au tamis ; on obtient ainsi un *potage à la farine de petits-pois et aux asperges*, qui peut avoir ses indications.

### F. n° 74. — Soupe aux pruneaux.

1 gramme de sel.
125 — de pruneaux,
20 — de farine (blé, maïs, etc.),
1/2 litre d'eau,
15 grammes de beurre,
1 — de sel,
5 — de sucre ;

bien laver les prunaux et les faire cuire d'abord pour y ajouter ensuite la farine délayée dans un peu d'eau froide. Faire bouillir ensemble ; passer au tamis et porter de nouveau à l'ébullition avec beurre et sucre.

### F. n° 75. — Potage crème avec pommes.

Au lieu de pruneaux, on a recours à 125 grammes de pommes fraîches qu'on découpe en rondelles, pour procéder ensuite comme avec la formule précédente.

## B. — Potages-purées.

### F. n° 76. — **Soupe aux pommes de terre.**

3 pommes de terre,
25 grammes de beurre,
1 cuillerée à café de farine de blé,
250 c. c. d'eau,
2 grammes de sel ;

éplucher les pommes de terre, les découper en rondelles et les faire bien cuire avec l'eau, le sel et le beurre. Ajouter un peu de crème de lait.

### F. n° 77. — **Soupe aux tomates.**

2 grosses tomates,
1 cuillerée à soupe de jus de citron,
10 grammes de beurre,
2 — — sel,
250 c. c. d'eau ;

laver les tomates, les couper en rondelles et les faire cuire dans l'eau, avec un très petit *oignon*, pendant 15 minutes. Passer au tamis ; ajouter ensuite le beurre et le jus de citron et porter à l'ébullition.

N.-B. — On peut « lier » avec un jaune d'œuf.

### F. nº 78. — Soupe à la purée de viande.

50 grammes ou 100 grammes de viande raclée,
250 c. c. de bouillon.

1° *Racler la viande.* — Choisir un épais morceau de bœuf ou de mouton, le rumsteack de préférence, et racler la surface à l'aide d'un couteau très mousse, de telle façon que la viande soit désagrégée en très menues parcelles comme des flocons. Pour ce raclage il faut tenir la viande de la main gauche recouverte d'un linge et procéder à l'opération sur l'autre extrémité du morceau de viande, qui repose sur le bord d'une assiette.

2° *Quantité.* — On réunit par le raclage de 50 à 125 grammes de viande crue rapée, suivant les prescriptions du médecin.

3° *Délayer* dans du *bouillon froid* cette viande rapée, en ayant soin de bien écarter tous grumeaux et débris de nerfs et tendons pour avoir une purée bien homogène et d'un rouge uniforme.

4° *Verser* enfin peu à peu et en remuant sans cesse cette purée de viande dans du *bouillon chaud,* mais *non à l'ébullition.*

N.-B. — On peut « lier » avec un ou deux jaunes d'œufs.

### F. n° 79. — Soupe à la cervelle de veau.

1/4 de cervelle de veau,
200 c.c. de bouillon (veau ou bœuf),
1 jaune d'œuf ;

faire cuire la cervelle dans de l'eau salée, passer au tamis ; délayer ensuite avec le jaune d'œuf et une cuillerée à thé de bouillon froid, pour former une émulsion bien homogène sur laquelle on verse, peu à peu et en remuant, le bouillon en l'état d'ébullition.

### F. n° 80. — Soupe au ris de veau.

100 grammes de ris de veau,
200 c.c. de bouillon ;

faire bouillir le ris dans l'eau salée ; l'écraser dans un mortier en porcelaine ; passer au tamis. Sur cette purée, on verse, peu à peu et en agitant sans cesse, le bouillon à l'état d'ébullition.

N.-B. — On peut lier avec un jaune d'œuf.

### C. — Potages a grains.

#### F. n° 81. — **Soupe à la semoule.**

1 cuillerée à soupe de semoule.
20 grammes de beurre,
1 cuillerée à café de sucre,
1 gramme de sel,
375 c.c. d'eau ;

délayer la fine *semoule de blé* dans un peu d'eau froide et porter lentement à l'ébullition. Ajouter le beurre, le sel et le sucre et laisser bouillir 15 minutes en agitant souvent.

N. B. — On peut remplacer l'eau par du *lait ou du bouillon* ; dans ce dernier cas on supprime le sucre.

### D. — Soupes diverses.

#### F. n° 82. — **Soupe à la rhubarbe.**

1 tige de rhubarbe,
1 cuillerée à café de jus de citron,
1 morceau de zeste de citron,
50 grammes de sucre,
1 litre d'eau ;

racler la tige de rhubarbe, la couper en petits morceaux et la faire bouillir en vase clos pendant une heure, jusqu'à ce qu'elle soit bien ramollie. Ajouter le zeste, le jus de citron et le sucre et passer au tamis.

N.-B. — On peut ajouter 3 ou 4 cuillerées à soupe de *crème* de lait.

### F. n° 83. — **Soupe au lait de beurre.**

10 grammes de farine de blé,
3 cuillerées de crème de lait,
5 grammes de sucre,
1 petit morceau de zeste de citron,
1 gramme de sel,
250 c. c. de lait de beurre ;

délayer convenablement la farine dans le babeurre avec la crème ; y ajouter le sel, le zeste de citron et le sucre ; porter le tout à l'ébullition en agitant vivement.

### F. n° 84. — **Soupe au babeurre, avec pruneaux.**

10 pruneaux,
10 grammes de farine de blé,
1 cuillerée à soupe de sucre.
1 gramme de sel,
125 c. c. d'eau.
250 c. c. de babeurre;

laver les pruneaux, en enlevant les noyaux et faire cuire avec l'eau et le sucre. Délayer d'autre part la farine dans le babeurre avec le sel, verser ce mélange sur les pruneaux et faire bouillir le tout.

N.-B. — Au lieu de pruneaux, on peut employer des *raisins* de Corinthe ou des *pommes*.

### F. n° 85. — Soupe de salade.

1 tête de salade,
1/2 litre d'eau,
3 grammes de sel,
250 c. c. de bouillon ;

faire cuire les salades avec l'eau salée, bien exprimer pour priver d'eau le plus possible. Verser le bouillon et porter le tout à l'ébullition.

### F. n° 86. — Soupe de choucroute.

125 grammes de choucroute,
50 — beurre,
5 — farine de blé,
125 — crème de lait,
250 c. c. d'eau ;

faire cuire la choucroute avec l'eau et le beurre, en ajoutant de nouvelle eau s'il y a lieu. D'autre part délayer la farine dans la crème et verser ce mélange sur la choucroute bien cuite, porter le tout à l'ébullition.

## CHAPITRE IX

### BOUILLIES

Les bouillies sont des mets de consistance molle, qui tiennent le milieu, à ce point de vue, entre les soupes et les purées ; on pourrait encore les définir : des *soupes épaisses* ou des *purées claires*.

Le mot « *bouillie* » implique le mode de préparation. C'est en effet en faisant *bouillir* dans de *l'eau* (de l'eau ou un décocté, par exemple de décocté de baies de myrtilles avec lequel on prépare des bouillies contre la diarrhée) ou dans du bouillon ou du lait, des substances alimentaires variées, mais surtout des farines, qu'on obtient ordinairement les bouillies. Une remarque importante et qui s'applique à la plupart des bouillies, c'est qu'il faut, surtout avec les farines (riz, orge pois, lentilles), maintenir une coction à petit feu de 15 minutes au moins, de façon à obtenir une profonde transformation de l'amidon qui prédomine de beaucoup dans la composition naturelle de la plupart des farineux. Cette transformation a pour but de faciliter la digestion et l'utilisation nutritive de ce genre d'aliments.

On peut diviser les bouillies en *bouillies farineuses*, homogènes (faites avec des farines lactées ou de légumes), et les *bouillies à grains* (avec tapioca, semoule, riz entier, etc.) Cette distinction n'est pas sans une certaine importance dans la pratique.

## 1. — Bouillies farineuses.

On les prépare avec un grand nombre de farines simples ; *avoine*, *riz*, *maïs*, *arrow-root*, *pois*, *lentilles*, *orge*, *sagou*, *pommes de terre*, *poudre de lait*, et surtout avec des farines composées qui donnent en général des bouillies plus agréables que celles préparées avec les farines simples. Ces farines composées ou mélangées ont les dénominations les plus diverses, suivant leur composition ou l'arôme ou le nom du fabricant ou du préconisateur (farine de Nestle, de Cham, de Cerber, de Frerichs, de Neave, de Rademan, de Renault, de Timpe, etc. maltolégumineuse, phosphatine, maïzena, nutrilactine, mondamine, hygiama, etc.).

### F. n° 87. — Bouillie farineuse.

30 grammes de farine quelconque (riz, orge, etc.).
1/2 litre d'eau ou de lait,
10 grammes de beurre,
1 — sel fin ;

(avec du lait, la bouillie est plus nutritive, avec de l'eau elle est plus digestive).

Délayer la farine dans un peu du liquide adopté, *froid*, et porter ensuite à l'ébullition en versant le premier mélange homogène dans le reste du lait ou de l'eau. Faire bouillir lentement pendant 10 minutes. Si la bouillie est au lait et surtout au lait non écrémé, il est inutile d'ajouter du beurre.

### F. n° 88. — Bouillie de farine d'orge.

30 grammes de farine d'orge,
1/2 litre d'eau,
1 morceau de sucre,
1 gramme de sel ;

délayer la farine dans un peu d'eau. Verser ce mélange bien homogène dans le reste du liquide et faire bouillir lentement pendant 15 minutes, en agitant sans cesse.

### F. n° 89. — Bouillie à la farine de riz.

2 cuillerées à soupe de farine de riz,
2 morceaux de sucre,
1/2 litre d'eau ;

délayer la farine dans un peu de l'eau prescrite ; verser ensuite dans le reste du liquide et faire bouillir lentement pendant 15 minutes en agitant sans cesse. Sucrer ensuite. On peut remplacer l'eau par du lait.

### F. n° 90. — Bouillie à la farine de riz et cacao.

A la formule précédente, on ajoute 2 bonnes cuillerées à café de poudre de cacao, pour faire cuire comme ci-dessus. Cependant il est préférable de n'ajouter le cacao qu'après un commencement de cuisson de la farine de riz, pendant 5 à 6 minutes.

### F. n° 91. — Bouillie à la farine de blé et cacao.

30 grammes de farine,
20 — cacao,
2 morceaux de sucre,
1/2 litre de lait;

délayer dans un peu de lait *froid*, la farine de froment et la poudre de cacao. Verser dans le reste du liquide ainsi que le sucre, et faire bouillir lentement pendant 15 minutes.

### 2. — Bouillies a grains.

#### F. n° 92. — Bouillie de tapioca et de cacao.

30 grammes de tapioca du Brésil,
10 — — poudre de cacao,
1/2 litre d'eau ou lait ;

verser d'abord tapioca et cacao dans le liquide froid et porter lentement à l'ébullition. Laisser bouillir lentement pendant 1/2 heure.

#### F. n° 93. — Bouillie à la semoule.

50 grammes de semoule de blé,
1/2 litre de lait ou de bouillon,
3 morceaux de sucre ;

verser la semoule dans le liquide sucré. Faire bouillir lentement en vase clos, pendant une demi-heure en agitant sans cesse.

**Additions aux bouillies.**—Il est bon de rappeler que les bouillies ont des propriétés assez variées suivant le liquide adopté pour leur préparation. Ainsi le lait peut être *écrémé ou non écrémé ou additionné de crème.*

Le bouillon peut être de viande de bœuf, de veau, de mouton, de pigeon, ou de légumes (p. 59 et 3). L'eau peut être représentée par un décocté de riz, d'orge, de salep, ou de baies de myrtilles, suivant la formule suivante :

### F. n° 94. — **Décocté de myrtilles, pour bouillies.**

30 grammes de baies de myrtilles,
1/2 litre d'eau ;

les baies desséchées de myrtilles sont ramollies par macération d'une heure dans un peu d'eau froide. Porter ensuite à l'ébullition qu'on maintient pendant une demi-heure. Il suffit alors de délayer une farine quelconque (orge, riz, etc.) dans un peu d'eau froide, de verser ce mélange dans le décocté de myrtilles et de faire bouillir encore et lentement, pendant 15 minutes, pour obtenir des bouillies diverses, particulièrement utiles contre la diarrhée.

Quant aux additions qu'on peut faire aux bouillies une fois que celles-ci sont cuites, elles sont elles-même variées. Il s'agit le plus souvent de jaunes d'œufs qu'il faut avoir soin de n'incorporer qu'après abaissement suffisant de la température des bouillies. Ce peut être aussi des *œufs entiers*, de la *peptone*, du *vin rouge* (diarrhée), *du sucre de lait*, suivant les prescriptions du médecin.

## CHAPITRE X

### PURÉES

Les purées sont des bouillies épaisses, de consistance homogène et préparées par la coction dans de *l'eau*, du *lait*, ou du *bouillon*, de légumes décortiqués ou de fruits (on fait aussi des purées de viande, mais elles sont administrées non pas à l'état de purées, mais sous forme de soupe à la purée de viande, p. 75).

Ainsi ces mets se distinguent des bouillies proprement dites : 1° par la consistance qui est bien moins liquide ; 2° par la substance alimentaire qui est plus générale, soit des fruits ou des légumes farineux et non plus des farines de légumes, ce qui rend les purées plus agréables et moins longues à préparer que les bouillies.

Pour obtenir l'homogénéité indispensable on doit disposer d'un mortier en porcelaine avec pilon en bois, d'un tamis de finesse variable, et d'un de ces ustensiles de cuisine ou pilon-passoir.

### F. n° 95. — **Purée de pommes de terre.**

250 grammes de pommes de terre,
10 — beurre,
50 c. c. de lait;

choisir des pommes de terre dites « Hollandes rouges ». Les éplucher, les laver et les laisser, surtout en hiver, macérer quatre heures dans de l'eau froide. Les faire cuire avec de l'eau, les écraser ensuite avec le beurre, porter à l'ébullition avec le lait et passer au tamis pour une purée bien liée et sans grumeaux.

N.-B. — Le lait peut être remplacé par du *bouillon*. De même on peut incorporer ; *jaune d'œuf*, *blanc d'œuf*, *œuf entier*, *crème de lait.*

### F. n° 96. — **Purée de pois verts.**

250 grammes de pois verts,
10 — beurre,
50 c. c. de lait ;

faire bien cuire les pois dans l'eau salée. Egoutter et passer au tamis. Porter la purée sur le feu avec le beurre et deux cuillerées à soupe de l'eau d'égouttage des petits pois. Remuer jusqu'à consistance voulue, en incorporant, s'il y a lieu de la *crème de lait*, un *jaune d'œuf* ou un *œuf entier*. On peut associer du *riz*.

### F. nº 97. — **Purée de marrons.**

250 grammes de marrons,
10 — beurre,
2 — sel,
50 c.c. de bouillon de veau ;

décortiquer les marrons et les faire cuire dans de l'eau jusqu'à complet ramollissement. Egoutter l'eau et passer au tamis. Mettre la purée sur le feu en ajoutant le bouillon et le beurre et en remuant sans cesse jusqu'à la consistance voulue.

N.-B. — On peut incorporer dans cette purée, de la crème de lait, un œuf entier ou un jaune d'œuf, du sucre ou encore de la purée de pomme (125 gr. de pomme pour 125 gr. de marron).

### F. nº 98. — **Purée de carottes.**

125 grammes de carottes jeunes,
25 — beurre,
250 c. c. de bouillon,
1 pincée de sel,
1 — de sucre ;

éplucher les carottes, les couper en petits morceaux

et faire cuire dans le bouillon en ajoutant une pincée de croûte de pain ramolli dans de l'eau. Passer au tamis et porter de nouveau sur le feu avec le beurre et un peu de sucre et de sel.

### F. n° 99. — **Purée de fonds d'artichauts.**

3 fonds d'artichauts,
15 grammes de beurre,
100 c. c. de bouillon ;

faire cuire les fonds d'artichauts dans de l'eau jusqu'à ce qu'il s'écrase sous le doigt. Les réduire en purée avec un pilon. Faire cuire ensuite avec le bouillon et le beurre jusqu'à consistance voulue.

### F. n° 100. — **Purée de choux-fleurs.**

250 grammes de choux-fleurs,
25 — beurre,
5 — farine de blé,
2 litres d'eau,
1 pincée de sel,
1 — de sucre;

faire bouillir les choux-fleurs avec 1 litre d'eau légèrement salée et additionnée de 50 centigrammes de bicarbonate de soude. Faire égoutter et verser sur les choux-fleurs ainsi privés de la première eau, un litre d'eau bouillante et légèrement salée. Faire cuire et passer au tamis. D'autre part, faire avec la farine et le beurre un roux clair. Y verser la purée avec 2 cuillerées à soupe de la première eau d'égouttage, et remuer sans cesse sur le feu jusqu'à consistance voulue.

N.-B. — On peut incorporer dans cette purée, de l'*extrait de viande*, ou de la *crème de lait* ou des *jaunes d'œufs*.

### F. n° 101. — **Purée de céleri.**

125 grammes de céleri coupé,
25 — de beurre,
250 c. c. d'eau,
5 grammes de pain râpé,
1 pincée de sucre,
1 — de sel ;

gratter et laver le céleri, le découper et faire cuire dans l'eau. Passer au tamis. Porter sur le feu avec le beurre, sel et sucre, en remuant sans cesse jusqu'à consistance voulue.

### F. n° 102. — **Purée de volaille.**

50 grammes de poulet ou pigeon,
25 — beurre très fin,
1 jaune d'œuf ;

la viande débarrassée de la peau est cuite à l'étuvée ou rôtie, désossée puis hachée à la machine et enfin passée au tamis. Mettre au bain-marie avec le beurre, jaune d'œuf et 2 cuillerées à soupe de crème de lait, et chauffer jusqu'à 70° seulement, en agitant sans cesse.

### F. nº 103. — Purée de beuf ou veau.

100 grammes de filet (bœuf ou veau),
15 — beurre très frais,
4 cuillerées à soupe de bouillon,
1 jaune d'œuf;

faire rôtir légèrement, hacher 2 fois à la machine et passer au tamis de fil de fer fin. Porter ensuite au bain-marie avec le beurre et le bouillon et chauffer seulement jusqu'à 70°, en agitant sans cesse.

### F. nº 104. — Purée de chevreuil.

100 grammes de rôti de chevreuil,
20 — beurre très fin,
1 jaune d'œuf,
3 cuillerées à soupe de bouillon de bœuf.
1 — vin rouge ;

le rôti doit être saignant et la couche extérieure, plus

cuite, doit être écartée. Hacher 2 fois à la machine, puis passer au tamis fin, métallique. Porter au bain-marie avec le beurre, le jaune d'œuf, le bouillon et le vin, et chauffer jusqu'à 70° seulement, en agitant sans cesse.

# CHAPITRE XI

## METS SUCRÉS

Nous désignons ici les aliments qui sont donnés le plus souvent comme *desserts* et qui peuvent servir d'alimentation exclusive pour les malades ou comme additions au régime lacté. Comme la consistance des aliments joue un rôle important surtout chez les malades, nous distinguons ici également, les mets sucrés suivant qu'ils sont liquides ou de consistance ferme. Enfin nous ne donnons pas ici toutes les formules possibles, mais quelques-unes seulement parmi les principales.

### 1. — Consistance liquide.

### F. n° 105. — Crème à la vanille.

250 c.c. de lait non écrémé,
50 grammes de sucre,
2 jaunes d'œufs,
2 grammes de vanille ;

porter le lait à l'ébullition avec le succre et la vanille. D'autre part, faire avec les jaunes d'œufs et un peu de lait froid, une émulsion bien homogène et mousseuse. Y ajouter le premier liquide chaud. Passer.

### F. nº 106. — **Crème au citron.**

2 jaunes d'œufs,
2 blancs d'œufs,
1 cuillerée à soupe de jus de citron,
250 c.c. de lait non écrémé ;

à préparer comme une crème ordinaire.

N.-B. — Nous pourrions indiquer ici les crèmes au café, crème au chocolat, etc. On trouvera toutes ces formules dans notre livre sur l'*Application diététique* (chez G. Steinheil).

## 2. — Consistance ferme.

### F. nº 107. — **Crème au vin.**

2 jaunes d'œufs,
1 œuf entier,
1 cuillerée à café de jus de citron,
50 grammes de sucre,
1/2 feuille de gélatine blanche,
125 c. c. de vin blanc ;

battre les œufs avec le sucre et le jus de citron. Mettre le tout au bain-marie en agitant sans cesse et vivement. Laisser ensuite refroidir complètement.

### F. n° 108. — **Neige au citron.**

2 blancs d'œufs,
1 feuille gélatine rouge,
50 grammes de sucre râpé,
1 cuillerée à soupe de jus de citron,
1 » vin blanc;

ramollir la gélatine dans de l'eau froide et la dissoudre ensuite, à la chaleur avec le vin et le jus de citron. Battre les blancs à neige et tout ensemble le sucre et la gélatine. Laissez refroidir complètement.

### F. n° 109. — **Gelée de vin.**

2 grands verres de vin de bordeaux,
2 feuilles de gélatine blanche,
1/2 verre d'eau,
50 grammes de sucre ;

ramollir la gélatine dans l'eau froide pendant 5 minutes. l'exprimer et la verser dans l'eau sucrée bouillante. Ajouter le vin et mettre à refroidir dans un verre transparent.

### F. n° 110. — Gelée d'oranges.

125 c. c. de jus d'orange,
1/2 verre d'eau,
1/2 verre de vin blanc,
50 grammes de sucre,
1 cuillerée de jus de citron,
2 feuilles de gélatine blanche ;

passer le jus de citron, et préparer quant au reste, suivant la formule précédente (Gelée de vin).

### F. n° 111. — Gelée de pommes.

200 grammes de pommes acides,
30 — sucre,
250 c. c. d'eau,
2 feuilles de gélatine rouge,
2 cuillerées à bouche de cognac,
1 petit morceau de zeste de citron ;

laver les pommes et les couper par petits morceaux, et les faire cuire dans l'eau avec le jus de citron jusqu'à consistance de purée. Y ajouter le sucre, puis la gélatine préalablement dissoute dans l'eau et exprimée. Passer au tamis, ajouter le cognac et laisser prendre en gelée par refroidissement.

### F. n° 112. — **Gelée de lait.**

2 litres de lait,
250 grammes de sucre,
30 — gélatine,
3 ou 4 citrons (le jus),
3 verres de bon vin ;

faire bouillir lentement le sucre et le lait, 5 à 10 minutes. Laisser refroidir complètement, et y verser, en agitant lentement, le gélatine dissoute dans une tasse d'eau. Ajouter le vin et le jus des citrons.

### F. n° 113. – **Pudding à la semoule.**

75 grammes de semoule de blé,
20 — sucre.
10 — beurre,
375 — lait ;

faire bouillir le lait avec sucre et beurre, et y verser lentement la semoule, pour faire cuire avec précaution jusqu'à bouillie épaisse. Transverser dans un vase entouré d'eau froide et laisser « prendre » en consistance ferme.

### F. n° 114. — Pudding mousseline.

125 c. c. de lait,
20 grammes de beurre,
20 — farine de blé,
20 — sucre,
3 œufs,
1 cuillerée à café de jus de citron.
1 gramme de sel ;

délayer la farine dans un peu de lait froid, y ajouter le beurre et bien *battre sur le feu* jusqu'à ce que le tout se prenne en bloc consistant. Battre les *jaunes* d'œufs avec le sucre jusqu'à neige et les incorporer au premier mélange, ainsi que le sel, le jus de citron et ensuite, après refroidissement les blancs d'œufs battus à neige. Verser dans un moule à pudding et laisser au bain-marie pendant une heure. Arroser avec une sauce aux fruits ou au vin.

### F. n° 115. — Soufflée.

3 jaunes d'œufs,
2 blancs d'œufs,
2 cuillerées à café de jus de citron,
50 grammes de sucre en poudre,
10 — beurre,
1 — sel;

battre les jaunes jusqu'à mousse, avec le sucre ; y

ajouter le jus de citron et un peu de sel et ensuite les blancs d'œufs bien battus. Verser dans un vase en porcelaine, enduit de beurre ou bien dans un moule et laisser au four pendant 5 minutes.

### F. nº 116. — **Pudding au lait de beurre.**

250 grammes de babeurre,
2 œufs entiers,
1 gramme de sel,
1 petit morceau de zeste de citron,
70 grammes de farine de blé,
5 — poudre de boulanger,
20 — sucre,
50 — raisin ;

battre le tout en pâte qu'on dispose dans un moule bien enduit de beurre. Laisser au bain-marie pendant 1 h. 1/2.

### F. nº 117. — **Pudding au pain.**

50 grammes de croûte de pain,
80 c. c. de lait,
15 grammes de beurre,
15 — sucre ;

verser le lait *bouillant* sur le pain *rassis*. Remuer et après refroidissement suffisant, délayer un jaune d'œuf, puis verser un *blanc d'œuf* battu à la neige. Laisser cuire au four jusqu'à belle couleur jaune.

### F. n° 118. — **Pudding aux pruneaux.**

125 grammes de pruneaux,
80 — sucre,
1/2 litre d'eau ;

faire cuire dans l'eau de pruneaux (15 min.), et sucrer ; ôter les noyaux et faire égoutter. Disposer dans un moule à pudding bien enduit de beurre, et laisser 2 heures au bain-marie.

### F. n° 119. — **Pudding aux pommes.**

125 grammes de pommes,
80 — farine,
2 — poudre de boulanger,
25 — sucre,
50 — raisin,
2 œufs,
20 grammes de beurre,
1 — sel
1 petit morceau de zeste de citron.
1/4 de litre de lait ;

les pommes sont découpées en petits morceaux et disposées avec les raisins au fond d'un moule à pudding bien enduit de beurre. Tout le reste est disposé pardessus. Fermer le moule et laisser au bain-marie 1 heure 1/4. On peut servir ce pudding avec une sauce au vin.

### F. n° 120. — **Pudding à la farine de blé.**

25 grammes de farine de blé,
20 — beurre,
20 — sucre,
3 jaunes d'œufs,
3 blancs d'œufs,
125 c.c. de lait ;

délayer la farine dans un peu de lait froid, ajouter le beurre et remuer sur le feu jusqu'à consistançe de pâte. Laisser refroidir et y verser les jaunes d'œufs préalablement battus jusqu'à mousse avec le sucre. Après obtention d'une pâte homogène, ajouter les blancs d'œufs battus à neige et verser le tout dans un moule à pudding bien enduit de beurre. Laisser 3/4 d'heure au bain-marie. Servir avec une sauce aux fruits.

# CHAPITRE XII

## METS DIVERS, DE CONSISTANCE FERME

Nous plaçons ici les aliments variés qui n'ont pas trouvé place dans les autres chapitres et dont la consistance et l'apparence sont variables. Comme il est convenu, nous nous bornerons à quelques recettes pour ne pas grossir inutilement ce petit livre, puisque nous avons déjà publié antérieurement (1) 200 formules.

Nous trouvons ici surtout des préparations d'*œufs*, de *légumes*, de *viandes*.

### 1. — Préparation d'œufs.

Il s'agit de mets d'œufs à consistance ferme. Car nous avons vu (p. 40) que les œufs peuvent être administrés aux malades sous toutes formes de préparations liquides.

(1) *L'application diététique dans le traitement des maladies des voies digestives*. Paris, G. Steinheil, 1901.

### F. nº 121. — **Œuf à la coque.**

Nettoyer l'œuf et le faire plonger dans l'eau bouillante *1 minute*. A servir 2 minutes après la cuisson.

### F. nº 122. — **Œuf mollet.**

Nettoyer l'œuf et laisser bouillir 3 minutes en vase clos.

### F. nº 123. — **Œuf dur râpé.**

Nettoyer l'œuf et laisser bouillir *10 minutes*. Après refroidissement râper avec précaution.

### F. nº 124. — **Œufs brouillés.**

2 œufs frais,
5 grammes de beurre,
1 — — sel ;

enduire de beurre une assiette émaillée qu'on place au bain-marie, de telle façon qu'elle recouvre complètement le vase où est l'eau, sans que la vapeur puisse aller dans l'assiette. 2 minutes après que l'assiette est chauffée, y battre les œufs, les saler, et remuer de suite avec une cuillère en bois, jusqu'à formation de bouillie claire. Servir dans l'assiette chaude.

N.-B. — On peut ajouter aux œufs brouillés du jambon maigre coupé par menus morceaux.

### F. n° 125. — Œufs brouillés au sucre.

2 œufs frais,
2 cuillerées à soupe de crème de lait,
1 gramme de sel,
1 cuillerée à café de sucre,
1/2 — jus de citron,
5 grammes de beurre;

même manière de procéder, comme pour la préparation précédente.

### F. n° 126. — Omelette aux jaunes d'œufs.

3 jaunes d'œufs ;

bien battre pendant 10 minutes, et procéder comme pour une omelette ordinaire aux œufs entiers.

### F. n° 127. — Omelette aux jambons.

3 œufs entiers,
30 grammes de farine de blé,
30 — jambon,
15 — beurre frais.

### F. n 128. — Jaunes d'œufs sur le plat.

2-3 jaunes d'œufs ;

procéder comme avec des œufs entiers.

## 2. — LÉGUMES, METS A CONSISTANCE FERME.

Nous comprenons également les pâtes, comme les nouilles et les macaronis.

### F. nº 129. — Macaroni.

40 grammes de macaroni,
125 c.c. de crème de lait,
1 jaune d'œuf,
5 grammes de beurre,
1 cuillerée à bouche de fromage de gruyère râpé;

écraser les macaronis et les faire cuire 15 minutes dans l'eau salée. Faire égoutter et ajouter à la crème et au beurre. Faire cuire le tout pendant 5 minutes et après refroidissement, « lier » avec le jaune d'œuf et une cuillerée à bouche de crème de lait, froide. Saupoudrer, à la fin, de fromage râpé.

### F. n° 130. — Nouilles aux œufs.

1 œuf entier très frais,
90 grammes de farine de blé ;

faire une pâte bien homogène à laquelle on donne une épaisseur de 2 millimètres. Faire sécher et découper en lanières de 4 millimètres qu'on fait cuire dans l'eau salée (avec 5 gr. de sel) et d'abord bouillante. Faire égoutter dans une passoire. Faire cuire ensuite dans une casserole bien enduite de beurre (10 à 15 gr.).

N.-B. — On peut recourir à des nouilles aux œufs toutes préparées par l'industrie alimentaire. De même on peut relever les nouilles et stimuler l'appétit des malades par de la *sauce tomate*.

### F. n° 131. — Aubergines farcies.

1 aubergine,
20 grammes de beurre frais,
10 — farine de blé ;

découper l'aubergine en deux parties, dans le sens du plus grand diamètre. Enlever la chair, la hacher et la presser, pour en faire une farce sans additions de chair à saucisses, etc. Faire cuire avec farine et beurre pendant 10 minutes au plus, feu dessous et dessus.

N.-B. — On peut ajouter 5 grammes de chapelure ou de fines herbes hâchées.

### 3. — Préparations de viandes.

Nous ne donnons ici que les principales, utiles à introduire dans l'alimentation des malades.

### F. n° 132. — **Viande crue.**

150 grammes de viande ;

choisir un morceau épais de viande de *bœuf*, de *mouton*, ou de *cheval*. Débarrasser de tous débris de nerfs et tendons, et racler à l'aide d'un couteau mousse, qui racle *sans couper*.

La *pulpe de viande crue* est encore obtenue très *finement* à l'aide d'une machine dont le modèle est du professeur Farabeuf. La finesse de coupe en fait un véritable *microtome*, qui, par contre est d'un prix très élevé et convient surtout à des maisons de santé ou des hôpitaux.

## F. n° 133. — **Pâte de jambon.**

60 grammes de jambon cru,
10 — beurre,
1 jaune d'œuf,
1 cuillerée à café de crème de lait ;

découper finement à la machine, le jambon maigre et cru, et passer au tamis. Bien battre ensemble, le jaune d'œuf, le beurre et la crème, pour y ajouter ensuite le jambon. La masse pâteuse ainsi obtenue est très bien administrée aux malades sous forme de *tartines* de pain.

## F. n° 134. — **Beafteak cru.**

100 grammes de viande maigre,
1 — sel,
1 jaune d'œuf,
1 cuillerée à café de crème de lait ;

choisir de la viande de bœuf fraîche, de préférence dans le filet. Procéder comme ci-dessus.

## F. nº 135. — Cervelle de veau.

1 cervelle de veau,
2 jaunes d'œufs,
1 cuillerée à café de jus de citron,
25 grammes de beurre,
5 — — farine de blé,
1 — — sel ;

laver la cervelle, la débarrasser de tous les vaisseaux et peau et la couper en quatre. D'autre part, faire fondre le beurre dans une poêle, y verser les morceaux de cervelle roulés dans la farine et faire rôtir de chaque côté, *une minute* et avec précaution. Ajouter le jus de citron, ainsi qu'un peu de *bouillon*, et laisser cinq minutes sur un feu doux et en vase clos. Verser ensuite le jaune d'œuf battu dans un peu de bouillon et porter sur le feu en remuant un peu.

## F. nº 136. — Ris de veau.

200 grammes de ris de veau,
25 — — beurre,
5 — — farine de blé,
250 c. c. de bouillon,
1 cuillerée à café de jus de citron,
2 jaunes d'œufs ;

faire bouillir le ris de veau dans le bouillon, pendant une heure. Débarrasser de la peau et le couper en petites tranches minces. Délayer la farine dans un peu d'eau qu'on ajoute au bouillon réduit de moitié, et faire cuire deux minutes avec le beurre et le jus de citron et en remuant sans cesse; « lier » la sauce avec les jaunes d'œufs.

### F. n° 137. — **Poulet bouilli.**

1 jeune poulet,
1 blanc d'œuf,
3 grammes de sel,
3/4 de litre d'eau,
1 petit morceau de carotte ;

découper le poulet dans ses parties principales. Concasser finement le reste (dos, cou, gésier, foie, cœur, pattes), le laisser macérer pendant 10 minutes dans l'eau froide et faire bouillir avec un peu de sel et la carotte pendant une demi-heure.

Laisser refroidir pour y verser 250 centimètres cubes d'eau dans laquelle on a délayé le blanc d'œuf, faire bouillir en agitant souvent et passer à la passoire à soupe. Dans le bouillon clarifié on met les cuisses et parties découpées d'abord, pour faire cuire de nouveau.

N.-B. — On peut, sur les indications du médecin et le goût du malade, introduire dans ce bouillon d'autres légumes : pointes d'asperges, carottes, haricots, etc.

## CHAPITRE XIII

### LAVEMENTS NUTRITIFS

Nous avons vu que c'est un excellent moyen pour prolonger la durée du temps pendant lequel on ne peut, pour des raisons variées, alimenter un malade par la voie normale, c'est-à-dire par la bouche et l'estomac. Pour plus de détails à ce sujet, nous renvoyons à notre livre sur *L'Application diététique* (1901, p. 456). Il ne saurait être ici question que de la technique d'application.

**Lavement de nettoyage.** — Tout lavement nutritif doit être précédé d'un lavage de l'intestin pour débarrasser celui-ci des obstacles à l'absorption et à la rétention des substances alimentaires introduites dans l'intestin.

L'eau tiède peut suffire, à la dose d'un demi-litre ou d'un litre. Ce n'est qu'une heure après ce lavage préalable qu'on introduit le lavement nutritif.

Il est possible que la muqueuse de l'intestin soit excitable, soit par elle-même, soit à la suite du premier lavement. Dans ce cas, on peut introduire un *suppositoire à l'extrait thébaïque*, sur prescription du médecin.

**Lavement nutritif.** — Est de composition très variée. Le liquide peut être : *eau*, *lait*, *bouillon*, *huile*, et les substances à ajouter : *sucre de raisin*, *jaunes d'œufs*, *amidon*, *peptone*, *suc de viande*, *albumoses*, *caséinoses*, *pancréas*, *etc.* (1).

**Mode opératoire**. — Le lavement nutritif doit être additionné, s'il y a lieu et sur avis du médecin, de *laudanum*, ou de *rhum*, ou de *vin*, ou de *sel de cuisine*.

Pour l'introduction se servir d'une *longue sonde en caoutchouc* qu'on huile légèrement et qu'on introduit lentement avec précaution jusqu'à 12 et 15 centimètres de profondeur. Recommander au malade l'immobilité, pour conserver le lavement le plus longtemps possible.

*Lavement de lait.* — Le lait administré par le rectum est toléré d'une façon variable, suivant la quantité introduite. Ainsi chez certains malades, on peut introduire sans inconvénient, 1 litre, 1 litre 1/4 de lait ; chez d'autres au contraire, de petites quantités

(1) On trouve dans le commerce, tant pour les lavements de nettoyage, que pour les lavements d'huile, de nouveaux appareils (Entéroclyseurs du Dr Cotar, irrigateurs aseptiques ampoules du Dr Mathieu, etc.), qui rendent de bons services.

sont mal supportées. En moyenne, administrer par lavement un demi-litre de lait, auquel on ajoutera par litre, 1 *gramme de bicarbonate de soude.*

*Lavements contre la soif.* — Chez des malades pris de soif pénible et qui doivent cependant pour des raisons de maladie *éviter de boire*, il faut administrer de *petits lavements d'eau répétés.* Dans ce but on a recours tout simplement à une de ces poires en caoutchouc qu'on utilise chez les enfants et dont la contenance peut varier : 60, 125, 250 centimètres cubes.

## CHAPITRE XIV

### ALIMENTATION PAR LA SONDE ŒSOPHAGIENNE

On peut nourrir artificiellement les malades, non seulement par la voie rectale comme il vient d'être indiqué, mais aussi avec une sonde introduite dans l'estomac. Les raisons pour intervenir sont assez nombreuses : affections de la bouche (inflammation, paralysie de la langue), maladies de la mâchoire (contraction, etc.), paralysie du pharynx, refus d'aliments, contraction nerveuse ou cicatritielle de l'œsophage, etc., etc.

**Mode opératoire.** — On se sert, soit d'une *sonde œsophagienne* rigide, soit d'un *tube à lavage d'estomac* dont les modèles sont variés et bien connus.

Ce tube peut être rendu rigide par l'introduction d'un *mandrin*, en cas de certaine résistance du côté de l'œsophage. La sonde est introduite *par la bouche* et dans certains cas (maladies de la langue, etc.) *par le nez.* Mais cette technique concerne surtout le médecin.

L'infirmière ou garde-malade a pour devoir de présenter les instruments, *sonde œsophagienne, tube de Faucher, pompe stomacale* à l'état de parfaite propreté : écoulement prolongé d'eau tiède par la lumière des tubes, lavage à l'eau boriquée à 3 p. 100.

**Bouillie alimentaire.** — Pour alimenter par la sonde il faut que les aliments soient introduits sous forme liquide ou *bouillie claire*, dont la composition varie suivant l'avis du médecin. Une formule usuelle est la suivante :

F. n° 138. — **Bouillie alimentaire.**

2 ou 3 œufs entiers,
100 grammes de sucre en poudre,
500 — ou 1 litre de lait ;

mais on peut introduire sous forme liquide ou demi-liquide bien d'autres substances alimentaires : *viande* râpée et passée au tamis, *bouillon*, *jaunes d'œufs*, *potages farineux*, *potages à la crème*, *poudre de viande*, *poudre de légumes*, etc.

# TABLE DES MATIÈRES

Pages

INTRODUCTION . . . . . . . . . . . . . . . . . . 5

CHAPITRE PREMIER. — **Généralités sur les aliments** . . . . . . . . . . . . . . . . . 7

Effets nocifs des aliments. . . . . . . . 8
Diète. — La Diététique. . . . . . . . . 11

CHAPITRE II. — **Choix et préparation des aliments destinés aux malades** . . . . . . . 12

Choix des aliments . . . . . . . . . . . 12
Cuisson et préparation . . . . . . . . . . 13
Ustensiles de cuisine. . . . . . . . . . 15
Contenance de certains ustensiles . . . . 16
Variété d'apprêts des aliments . . . . . . 17

CHAPITRE III. — **Administration, ingestion des aliments** . . . . . . . . . . . . . . . . 18

Vaisselle du malade . . . . . . . . . . . 18
Position du malade. . . . . . . . . . . . 18
Etat psychique du malade. . . . . . . . . 20
Heure des repas . . . . . . . . . . . . . 20
Température des aliments . . . . . . . . 21
Mastication. . . . . . . . . . . . . . . 24
Compression de l'estomac. . . . . . . . . 25
Soins de la bouche. . . . . . . . . . . . 25
Sommeil après le repas. . . . . . . . . . 27

CHAPITRE IV. — **Boissons ordinaires** . . . . 28

Boissons acidulées . . . . . . . . . . . . 30
— stimulantes . . . . . . . . . . . 32
— antidiarrhéiques . . . . . . . . 36
— nutritives . . . . . . . . . . . 40

CHAPITRE V. — **Café, thé, cacao** . . . . . . 43

Additions au café . . . . . . . . . . . 44
Succédanés de café. . . . . . . . . . . 45
Additions au thé. . . . . . . . . . . 46
— au cacao. . . . . . . . . . . 48

CHAPITRE VI.— **Administration du lait**. . . . 51

Recommandations au malade . . . . . . 51
Autres additions au lait . . . . . . . . . 56

CHAPITRE VII.— **Bouillons pour malades** . . 57

Mode général de préparation . . . . . . 57
Additions au bouillon. . . . . . . . . . 65

CHAPITRE VIII.— **Potages, soupes, potages, crèmes**. . . . . . . . . . . . . . . . . 69

Préparation des potages. . . . . . . . . 70
Potages farineux. . . . . . . . . . . . 70
— aux purées. . . . . . . . . . . 74
— à grains. . . . . . . . . . . . 77
Soupes diverses . . . . . . . . . . . . 77

CHAPITRE IX. — **Bouillies** . . . . . . . . . 80

Bouillies farineuses. . . . . . . . . . . 81
— à grains . . . . . . . . . . . 84
Additions aux bouillies. . . . . . . . . 84

CHAPITRE X. — **Purées** . . . . . . . . . . . 87

CHAPITRE XI. — **Mets sucrés** . . . . . . . . . 94

Mets sucrés. . . . . . . . . . . . . . . . 94
— — liquides. . . . . . . . . . . . 94
— — fermes . . . . . . . . . . . . 95

CHAPITRE XII. — **Mets divers, de consistance ferme** . . . . . . . . . . . . . . . . . . . . 103

Préparation d'œufs. . . . . . . . . . . . 103
— de légumes . . . . . . . . . 106
— — viandes . . . . . . . . . . . 108

CHAPITRE XIII. — **Lavements nutritifs**. . . . 112

CHAPITRE XIV. — **Alimentation par la sonde**. 115

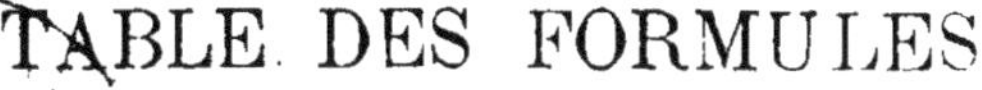

# TABLE DES FORMULES




Aubergines farcies . . 107
Beafteak cru . . . . . 109
Bouillie alimentaire . . 81
— à la farine de blé et cacao . . . . . . . . 83
— farineuse. . . . . . 82
— de farine d'orge . . 82
— à la farine de riz. . 83
— à la farine de riz et cacao . . . . . . . . 83
— à la semoule . . . . 84
— de tapioca et de cacao. . . . . . . . 84
Bouillon à la bouteille. 58
— de gibier . . . . . 60
— avec jaunes d'œufs. 68
— de légumes. . . . . 63
— du professeur Liebig. 58
— de mouton avec orge. . . . . . . . . 59
— de pigeon . . . . . 62
— de poule . . . . . . 62
— avec poudre de peptone. . . . . . . . . 67
— avec poudres diverses. . . . . . . . . 67
— de veau . . . . . . 61
Bouillon de veau à l'orge, au sagou ou au tapioca. 61
— de tête de veau au riz . . . . . . . . . 62
— avec viande crue hachée. . . . . . . . 65
— avec poudre de viande. . . . . . . . 66
— avec purée de viande crue. . . . . . . . . 65
— aux quatre viandes. 63
Cacao à l'avoine . . . 48
— dietétique. . . . . . 49
— à l'eau . . . . . . . 47
— au lait . . . . . . . 47
— aux jaunes d'œufs . 50
Café. . . . . . . . . . 43
— aux jaunes d'œufs . 44
Cervelle de veau . . . 110
Champagne Cobbler. . 33
— Julep. . . . . . . . 34
Citronnade . . . . . . 30
— à l'orgeat. . . . . . 31
Cognac aux jaunes d'œufs . . . . . . . 41
— aux œufs entiers . . 41
Consommé de bœuf et

jambon . . . . . . . . 59
Crème au citron. . . . 95
— à la vanille. . . . . 95
— au vin . . . . . . . . 95
Décocté d'arrowroot ou de salep. . . . . . . 39
— d'avoine . . . . . . 36
— de graines de lin. . 39
— de myrtilles . . . . 38
— de myrtilles pour bouillies . . . . . . 85
— de myrtilles au riz . 38
— d'orge ou de sagou. 39
Eau albumineuse . . . 36
— d'amandes . . . . . 32
— bouillie. . . . . . . 29
— de riz (grains de riz). 37
— de riz (farine de riz). 37
Gelée de lait . . . . . 98
— de pommes. . . . . 97
— d'oranges. . . . . . 97
— de vin. . . . . . . . 96
Glace. . . . . . . . . . 29
Grog américain . . . . 35
— aux jaunes d'œufs. . 41
— ordinaire. . . . . . 35
Jaunes d'œufs sur le plat . . . . . . . . . 106
Lait aux amandes . . . 53
— avec arrowroot ou salep . . . . . . . . 54
— au café. . . . . . . 52
— calcique . . . . . . 52
— au cognac . . . . . 54
— au cognac et jaunes d'œufs. . . . . . . . 53
— aux jaunes d'œufs . 55
Lait de poule. . . . . 40
— au thé . . . . . . . 52
— à la vanille. . . . . 54
Limonade citrique. . . 31
Macaroni . . . . . . . . 106
Neige au citron. . . . 96
Nouilles aux œufs. . . 107
Œufs brouillés . . . . 104
— brouillés au sucre . 105
— à la coque . . . . . 104
— dur râpé . . . . . . 104
— mollet . . . . . . . 104
Omelette aux jambons. 105
Omelette aux jaunes d'œufs. . . . . . . . 105
Orangeade . . . . . . 31
Pâte de jambon. . . . 109
Potage crème d'avoine. 71
— crème d'orge. . . . 71
— crème avec pommes. 73
— farine de blé. . . . 72
— farine grillée . . . . 70
— farine petits pois. . 72
Poulet bouilli. . . . . 111
Pudding à la farine de blé . . . . . . . . . 102
— au lait de beurre. . 100
— mousseline. . . . . 99
— au pain . . . . . . 100
— aux pommes. . . . 101
— aux pruneaux. . . . 101
— à la semoule . . . . 98
Punch au lait . . . . . 55
— au lait et aux œufs. 55
— aux jaunes d'œufs . 42
— à l'orgeat . . . . . 35
Purée de bœuf ou veau. 92

Purée de carottes. . . 89
— de céleri. . . . . . 91
— de chevreuil . . . . 92
— de choux-fleurs. . . 90
— de fonds d'artichauts. . . . . . . . 90
— de marrons. . . . . 89
— de pois verts. . . . 88
— de pommes de terre. 88
— de volaille . . . . . 91
Ris de veau. . . . . . 110
Sauterne Cobbler . . . 32
Soufflée. . . . . . . . 99
Soupe au babeurre avec pruneaux . . . . . . 78
— à la cervelle de veau. 76
— de choucroute . . . 79
Soupe au lait de beurre 78
— aux pommes de terre . . . . . . . . 74
— aux pruneaux . . . 73
— à la purée de viande. 75
— à la rhubarbe . . . 77
— au ris de veau . . . 76
— de salade . . . . . 79
— à la semoule . . . . 77
— aux tomates . . . . 77
Soyer au champagne . 34
Thé. . . . . . . . . . 45
— aux jaunes d'œufs . 46
Tip-Top-Punch . . . . 34
Viande crue. . . . . . 108
Vin aux jaunes d'œufs. 42



---

Imp. J. Thevenot, Saint-Dizier (Haute-Marne).

www.ingramcontent.com/pod-product-compliance
Ingram Content Group UK Ltd.
Pitfield, Milton Keynes, MK11 3LW, UK
UKHW020919180726
13838UKWH00002B/642